AF298909

DU SYSTÈME NERVEUX

DE LA VIE ANIMALE ET DE LA VIE VÉGÉTATIVE.

DU

SYSTÈME NERVEUX

DE LA VIE ANIMALE ET DE LA VIE VÉGÉTATIVE;

DE LEURS CONNEXIONS ANATOMIQUES,

ET DES

Rapports physiologiques, psychologiques et zoologiques

QUI EXISTENT ENTRE EUX.

Par A. BAZIN,

DOCTEUR EN MÉDECINE ET ÈS-SCIENCES NATURELLES DES FACULTÉS DE PARIS, PROFESSEUR
DE PHYSIOLOGIE ANIMALE ET DE ZOOLOGIE A LA FACULTÉ DES SCIENCES DE BORDEAUX,
MEMBRE FONDATEUR DE LA SOCIÉTÉ MÉDICALE D'OBSERVATION DE PARIS, MEMBRE
DE LA SOCIÉTÉ LIBRE DES BEAUX-ARTS DE LA MÊME VILLE ET DE LA
SOCIÉTÉ LINNÉENNE DE BORDEAUX.

ACCOMPAGNÉ DE CINQ PLANCHES.

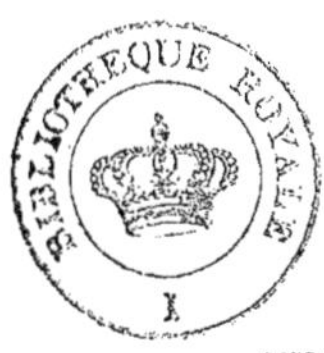

A PARIS,

CHEZ J.-B. BAILLIÈRE,

LIBRAIRE DE L'ACADÉMIE ROYALE DE MÉDECINE,

RUE DE L'ÉCOLE DE MÉDECINE, 17.

A **LONDRES**, CHEZ **H. BAILLIÈRE**, 219, REGENT-STREET.

A **BORDEAUX**, CHEZ **CH. LAWALLE**, LIBRAIRE.

—

1841.

A Monsieur,

H. D. DE BLAINVILLE,

MEMBRE DE L'INSTITUT, PROFESSEUR D'ANATOMIE COMPARÉE AU MUSÉUM
D'HISTOIRE NATURELLE, ETC.

Je dois aux études anatomiques, que pendant plusieurs années, vous m'avez permis de faire dans votre laboratoire, le plus grand nombre des faits qui servent de base à ce travail: veuillez en agréer l'hommage comme un témoignage de ma vive reconnaissance.

A. BAZIN.

IMP. DE MOQUET ET COMP., RUE DE LA HARPE, 90.

PRÉFACE.

Les anatomistes, les physiologistes et les médecins liront avec quelque intérêt, j'ose l'espérer du moins, la plus grande partie de ce travail.

Tout ce que nous avons dit des rapports qui existent entre l'ame et les centres nerveux, repose sur des faits ; et nous espérons que les inductions que nous en avons tirées ne sont point indignes de fixer l'attention des physiologistes et des philosophes.

L'idée de prendre les phénomènes intellectuels pour base de la subordination de toute activité animale, des fonctions vitales, et des caractères zoologiques, n'est pas nouvelle : « L'homme par son intelligence domine sur les autres êtres, et seul connaît la justice et les dieux, disait Platon (1) ; » L'intelligence des animaux offrirait des caractères peut-être plus fixes que ceux qui sont tirés des organes extérieurs, « dit F. Cuvier (2). Le principe

(1) *OEuvres de Platon.* Trad. de V. Cousin. T. IV. p. 193.
(2) *Annales des sc. natur.* T. XII. Nov. 1839. p. 285.

b

de classification que je propose sera adopté ; il l'est déjà. G. Cuvier a bien senti que l'homme et les mammifères se séparent du reste de la série zoologique par leur intelligence et que la puissance dont est douée telle ou telle espèce, est ce qui la place avant ou après telle autre ; mais cette puissance dont parle l'illustre G. Cuvier, c'est la puissance musculaire ; c'est celle qui reconnaît pour facteurs le volume des muscles et la quantité d'oxigène absorbé dans un temps donné(1) : nous répétons avec Cuvier, que l'intelligence et la puissance, suivant qu'elles se rattachent bien évidemment à certains développements et à certaines formes organiques plus qu'à d'autres, indiquent des espèces plus ou moins élevées dans la série zoologique ; mais nous nous séparons de Cuvier, en disant que la puissance est directement proportionelle à l'intelligence, et non à la force musculaire. Je cherche bien sincèrement la vérité ; si je me suis trompé, je prie qu'on me le dise.

(1) *Règne animal*, Paris, 1829, T. I. p. 56.

DU

SYSTÈME NERVEUX

DE LA VIE DE RELATION

ET

DE LA VIE VÉGÉTATIVE.

INTRODUCTION.

Le système nerveux de l'homme et des animaux supérieurs, le premier qui ait été étudié, et, pendant longtemps, le seul que les anatomistes aient plus ou moins bien compris, leur a présenté, dans ses fonctions d'abord, puis dans son aspect et ses rapports, des différences qui ont fixé leur attention, et dont ils ont dû nécessairement chercher la cause.

Galien, le premier qui paraisse avoir eu une véritable connaissance des nerfs, est aussi le premier qui ait distingué ceux qui nous mettent en rapport avec le monde extérieur de ceux qui transmettent l'influx moteur, ou, en d'autres termes, qui ait classé les nerfs en nerfs sensitifs et en nerfs moteurs.

1

A dater de l'impulsion donnée aux sciences anatomiques par les travaux des anatomistes du dix-septième siècle, et surtout par ceux des Harvey, des Malpighi, des Willis, les différences que présentent les diverses parties du système nerveux inspirent un intérêt qui va croissant. Non-seulement on sait qu'il y a des nerfs que l'on peut couper et tirailler sans causer de vives douleurs à l'animal en expérience, tandis que la plus légère irritation produite sur les autres, lui arrache tous les signes de la douleur la plus vive ; mais on a remarqué une série de renflements auxquels on a donné le nom de ganglions, où se rendent et d'où partent des filets nerveux qui, ces derniers surtout, sont complétement insensibles. — D'où viennent ces différences, à quoi servent ces ganglions ? Ici la carrière se trouve également ouverte à l'expérience et à l'hypothèse. La première, lente à voir, ne donne que de rares mais utiles réponses ; la seconde répond à tout et à l'instant ; mais qu'est-ce qu'une hypothèse que ne vérifie point l'expérience ? C'est au plus une question sans réponse. — Aussi les théories auxquelles elle sert de base croulent-elles le plus souvent à l'approche de la première.

Cependant il est des hommes favorisés de la nature, qui, à l'aide de quelques observations, savent deviner un plus ou moins grand nombre des faits dont l'enchaînement constitue la science humaine. Disons-le avec orgueil, Bichat, notre illustre Bichat, fut à un haut degré un de ces hommes. Des hommes savants en anatomie avaient avant lui cherché les rapports des ganglions avec le reste du système nerveux. Les uns avaient dit que ces ganglions et les filets qui en naissent établissent un lien entre les différentes parties de l'organisme ; qu'ils modifient l'action d'un organe par celle de l'autre, et sont ainsi la source de toutes ces sympathies dont l'accord fait de l'organisme un tout harmonique ; de là, le nom de grand sympathique imposé aux ganglions et aux filets nerveux qui en naissent ou qui les réunissent.

D'autres voient dans les ganglions des espèces d'isoloirs placés sur le trajet des nerfs qui se rendent au cœur, au poumon , à l'intestin , en un mot aux organes dont l'action ne pourrait être soumise aux caprices de la volonté sans le plus grand danger pour l'animal. Ces ganglions ne livrent donc passage qu'à une certaine dose d'influx nerveux; et comme d'un autre côté, l'intelligence eût été troublée par le sentiment des milliers de mouvements intestins qui, à chaque instant, se passent en nous , ces mêmes ganglions nous rendent à peu près étrangers aux mouvements des organes de la circulation et de la nutrition : ils ne livrent passage qu'à ceux qui nous avertissent des besoins ou de l'état de malaise de ces organes. — Cette théorie, dont Johnstone est l'auteur, a été très généralement admise et l'est encore.

Bichat vint, et l'étude approfondie, la contemplation continuelle de l'organisme mort et vivant lui révéla une grande vérité. Dans l'homme il y a deux vies : 1° Une vie animale ; c'est par elle qu'il est en rapport avec tout ce qui l'entoure. 2° Une vie organique; c'est par elle qu'il s'accroît, se conserve et se reproduit. Et, remarque bien digne de toute notre attention, c'est qu'à plus de deux mille ans d'intervalle, Bichat, qui sans doute n'avait guère médité Aristote, disait comme lui : il y a deux vies; seulement le philosophe grec disait : il y a une âme végétative et une âme animale.

Pour Bichat, les ganglions sont autant de centres nerveux analogues au cerveau et à la moelle épinière. De chacun d'eux s'irradient des influences qui entretiennent la vie, pour ainsi dire, propre à l'organe auquel les filets qui en naissent se distribuent. Le grand

sympathique n'existe donc pas ; il est donc oiseux de lui chercher
une origine ; puisque , quand même il existerait, ce mot d'origine
n'a de valeur réelle que dans le sens où il indique l'ordre que
nous suivons dans l'étude du système nerveux. En effet, les nerfs
et les différentes parties du prétendu sympathique sont formés
en même temps que le cerveau (*Anatom. gén.*, t. 1, pag. 231, édit.
1821). Puis, en supposant que cette origine fût, comme on l'a
dit, au ganglion ophthalmique ou à la sixième paire , il existe
de fréquentes interruptions entre les différentes parties de ce prétendu nerf, ce qui prouve encore pour Bichat que le nerf sympathique n'existe pas. Et d'un autre côté, puisque les ganglions
sont doués d'une vie propre, il n'est pas étonnant que dans l'état
normal, les organes où ils se rendent ne transmettent point leurs
impressions au cerveau.

Reil, en Allemagne, adopta les grandes vues de Bichat, et les
généralisa davantage ; mais cette pensée avait besoin, que l'on me
permette cette expression, d'être long-temps couvée par la mé-
ditation , et ne pouvait être mise au jour que par l'expérience.
Rien de tout cela ne lui a manqué : aussi est-elle éclose et allons-
nous la voir rapidement grandir, et porter la certitude où régnait
le doute, la lumière et l'ordre où il n'y avait qu'obscurité et con-
fusion.

Mais d'où vient que la conception de Bichat avait besoin d'être
méditée ? — Je pourrais répondre en peu de mots : c'est qu'elle
sortait de la tête de Bichat. — En effet, il voyait ce que bien
d'autres ne voyaient pas ou ne pouvaient voir que longtemps
après l.i.

Nous avons déjà exprimé cette pensée. Puis, il y a souvent
des convictions que l'on ne sait pas faire entrer dans l'intelligence

des autres. Ceci a lieu surtout quand la démonstration se fait au moyen d'objets matériels qui ne parlent pas à tous la même langue, et dont la valeur est sujette à varier. Or, tout cela est arrivé : Bichat avait une conviction, et il avait raison de l'avoir. C'est ce que nous démontrerons. Mais les faits anatomiques au moyen desquels il a essayé de la faire partager aux autres ont fait naître le doute et de nombreuses dénégations : nous prouverons facilement, à l'aide des progrès de l'anatomie, que cela devait être, et nous ferons aussi voir comment une connaissance plus complète du système nerveux nous fait partager l'opinion de Bichat.

Nous allons 1° faire voir que les faits sur lesquels cet illustre anatomiste fonde la distinction des deux systèmes nerveux sont insuffisants. 2° Nous prouverons que ces deux systèmes, considérés abstractivement, forment chacun un tout dont toutes les parties sont en rapport. 3° Nous chercherons dans ses rapports l'explication de plusieurs phénomènes physiologiques. 4° Sous le point de vue zoologique, nous ferons remarquer que le système de la vie animale, qui dans l'homme domine généralement celui de la vie organique, est en équilibre avec ce dernier dans les animaux supérieurs, puis lui est subordonné, et finit par disparaître dans les animaux inférieurs.

PREMIÈRE SECTION.

OPINION DE BICHAT SUR LE SYSTÈME NERVEUX DE LA VIE ORGANIQUE.

« Aucun anatomiste, dit Bichat, n'a encore considéré le système nerveux des ganglions sous le point de vue sous lequel je vais le présenter. Ce point de vue consiste à envisager chaque ganglion

comme un centre particulier, indépendant des autres par son action, fournissant ou recevant ses nerfs particuliers , comme le cerveau fournit ou reçoit les siens ; n'ayant rien de commun que
par les anastomoses avec les autres organes analogues. En sorte
qu'il y a cette remarquable différence entre le système nerveux de
la vie animale et de la vie organique, que le premier est à centre
unique, que c'est au cerveau qu'arrive toute espèce de sentiment, et
que c'est de lui que part toute espèce de mouvement ; tandis que,
dans le second , il y a autant de petits centres particuliers , et par
conséquent de petits systèmes nerveux secondaires qu'il y a de
ganglions.

» On sait, continue-t-il , que tous les anatomistes, même ceux
qui, sans attribuer à leur expression aucun sens rigoureux, ont ap-
pelé les ganglions de petits cerveaux, les ont pris pour des dépen-
dances, pour des renflements de nerfs dans le trajet desquels ils se
trouvent ; et comme la plupart occupent le grand sympathique, ils
les ont présentés comme un caractère distinctif de ce nerf. Mais ,
d'après l'idée générale que je viens de donner des ganglions, il est
évident que ce nerf n'existe réellement pas, et que le filet continu,
qu'on observe depuis le cou jusqu'au bassin, n'est autre chose qu'une
suite de communications nerveuses, une série de branches, que des
ganglions placés les uns au-dessus des autres s'envoient réciproquement, et non un nerf partant du cerveau ou de l'épine.

» Les premières considérations qui me firent penser que le grand
sympathique n'est point un nerf comme les autres, mais une série
d'anastomoses, furent les suivantes : 1º Souvent ces communications sont interrompues, sans aucun trouble dans les organes auxquels le grand sympathique va se rendre. 2º Tout le monde sait que
le ganglion ophthalmique, que le sphéno-palatin, sont constamment

isolés, et qu'ils ne communiquent par leurs branches qu'avec les nerfs cérébraux. 3° Dans les oiseaux, comme l'a observé G. Cuvier, le ganglion cervical supérieur se trouve constamment isolé ; jamais il ne communique avec l'inférieur. Le filet qui, dans les quadrupèdes, descend le long du cou est de moins chez eux. 4 Les communications des ganglions se font ordinairement par un seul rameau ; mais quelquefois plusieurs passent d'un de ces organes à l'autre, en sorte que, si le grand sympathique était un nerf comme les autres, il présenterait, sous ce rapport, une disposition toute différente du système nerveux cérébral. 5° D'où naîtrait le grand sympathique ? de la sixième paire ? Mais tous les nerfs vont en diminuant du cerveau vers les organes : or, celui-ci présenterait alors une disposition tout opposée ; il grossirait en distribuant des branches. Naîtrait-il de la moelle épinière ? Mais alors la branche qu'il fournit dans une région viendrait donc des branches qu'il reçoit de la moelle dans cette région. Ainsi le grand et le petit splanchniques naîtraient de certaines parties intercostales : or, ils sont manifestement bien plus gros, le premier surtout, que la somme des branches dont ils tireraient leur origine. Aussi remarquez que les anatomistes ont été tous d'une opinion différente sur l'origine du grand sympathique. Comment auraient-ils pu s'accorder sur une chose qui n'existe point? Ces diverses considérations me rendirent très probable l'opinion où j'étais depuis quelque temps, que le nerf grand sympathique n'existe point réellement, que le cordon qu'il offre n'est qu'une suite de communications entre de petits systèmes nerveux placés les uns au-dessus des autres, que ces communications ne sont qu'une chose accessoire qui pourrait ne pas exister, comme on le voit constamment entre le ganglion ophthalmique et le sphéno-palatin, entre celui-ci et le cervical supérieur, comme beaucoup d'animaux en fournissent aussi des exemples. Dès-lors je commençai à regarder chaque ganglion comme le centre particulier d'un petit système nerveux, tout différent du cérébral, et distinct même des petits systèmes nerveux des autres ganglions. En considérant les fonctions des nerfs partant de ces centres, je me convainquis de plus en plus qu'ils n'appartenaient nullement au système cérébral. En effet, ces nerfs ont des propriétés toutes différentes des leurs, comme nous le verrons; ils ne servent point aux sensations; ils sont constamment étrangers à la locomotion volontaire ; on n'en voit que sur les organes de la vie intérieure. Voilà pourquoi ils se trouvent concentrés dans le tronc, dans la poitrine et dans l'abdomen spécialement ; pourquoi on n'en rencontre presque pas à la tête, où tous les organes appartiennent à la vie animale; pourquoi on n'en voit point dans les membres qui dépendent exclusivement de cette vie. » (*Anatom. gén.*, t. 1, p. 364. — Paris, 367. 1821.)

Avant d'essayer de démontrer l'insuffisance des raisons sur lesquelles Bichat s'appuyait pour soutenir l'indépendance des deux systèmes nerveux, j'ai cru devoir les rappeler telles qu'il les a exprimées, afin de leur laisser toute leur force :

1° Bichat avance que les ganglions sont souvent isolés les uns des autres ; et il cite pour exemples : les ganglions ophthalmique et sphéno-palatin dans l'homme et les mammifères, et, d'après Cuvier, les ganglions cervical supérieur et cervical inférieur dans les oiseaux. On a démontré depuis, que les ganglions ophthalmique et sphéno-palatin sont en rapport par plusieurs filets que nous ferons connaître plus loin. Il en est de même du ganglion cervical supérieur et du ganglion inférieur de la même région dans les oiseaux, qui ont entre eux une communication aussi directe que dans les mammifères.

2° Les communications des ganglions se font ordinairement par un seul rameau ; mais quelquefois plusieurs passent d'un organe à l'autre, etc. Ceci ne me paraît pas une objection sérieuse. Il importe peu que le rameau qui établit la communication soit ou non volumineux. Il suffit que cette communication existe pour que l'on soit autorisé à nier l'espèce d'isolement que Bichat veut établir entre chaque ganglion.

3° Peut-on considérer comme une objection plus sérieuse celle qui naîtrait de l'impossibilité d'assigner une origine au sympathique ? Je ne le crois pas, et Bichat lui-même la réduit à sa juste valeur en disant avec raison, comme nous l'avons dit plus haut, que le mot origine ne devait s'entendre que relativement à la disposition anatomique, puisque les nerfs sont formés en même temps que le cerveau , etc. (*loc. cit.*, p. 231). Mais, suivant Bichat, en accordant que l'origine du sympathique fût à la sixième paire, il présenterait une disposition opposée aux autres nerfs ; parce qu'il irait en croissant à partir de son origine, tandis que les autres vont en diminuant. Cette dernière objection repose sur une erreur. Il est certain que l'ensemble des rameaux nerveux fournis par telle branche que l'on voudra , forme un faisceau plus volumineux que la branche qui les a fournis, et que dans tous les vertébrés sans exception, la cinquième paire offre un diamètre beaucoup plus considérable à quelques lignes de son origine, qu'à sa sortie des parties latérales de la protubérance annulaire.

Aucune des raisons alléguées jusqu'ici par Bichat , en faveur de l'indépendance du système ganglionaire, comme il le concevait, ne peut se soutenir. Celles qu'il tire de la non-symétrie des ganglions et de la variété de la forme des plexus ne le prouve pas davantage. Nous ne savons pas s'il existe quelques rapports entre la forme des ganglions ou des plexus et leurs fonctions ; mais certainement elle n'empêche point. leur communication , quelque variée qu'elle puisse être : ils peuvent donc faire , et font en effet un tout. Mais il en reste une qui est incontestable , et qui à elle seule fixe pour toujours la ligne de démarcation que Bichat a tirée entre le système nerveux cérébro-spinal et le système nerveux ganglionaire , c'est la suivante : « Les nerfs du dernier ont » des propriétés toutes différentes de celle du premier : ils ne » servent point aux sensations , ils sont constamment étrangers à » la locomotion volontaire , on n'en voit que sur les organes de la » vie intérieure; voilà pourquoi ils se sont concentrés dans le » tronc, dans la poitrine et dans l'abdomen spécialement (*loc. cit.* p. 367).

Cependant , elle n'est pas restée sans objections non plus. Et un des plus habiles anatomistes dont la savante Allemagne s'honore, M. le professeur Arnold, dans son admirable et excellente *Anatomie du système nerveux végétatif de la région céphalique,* soutient que chaque organe des sens, en tant que tel, est pourvu d'un ganglion. Cette proposition, qui est tout-à-fait contraire à celle de Bichat, contient à la fois une vérité et une erreur, comme nous le prouverons plus loin. Mais, bien avant l'époque où nous vivons , un homme dont les recherches sur le système nerveux lui ont acquis une célébrité justement méritée, avait émis sur la structure et les fonctions des ganglions des opinions qui ont été partagées par un grand nombre d'anatomistes : on a deviné que je veux parler de Scarpa. Il n'aperçut entre les ganglions du système cérébro-spinal et ceux du système intercostal d'autre différence de structure que la suivante : dans les premiers, selon lui, les filets nerveux , tout en s'écartant un peu de la direction qu'ils avaient en y entrant, ne la perdent pas tout-à-fait; et elle est, en général, parallèle au grand axe

du ganglion; de sorte que les filets nerveux y entrent par une extrémité et en sortent par l'autre (*Annotation : Anatom.*, lib. 1, c. 1,
§ 7 et 8). Dans les seconds, outre la différence de couleur et de
consistance qu'ils présentent, les filets nerveux qu'ils reçoivent ou
qu'ils donnent n'affectent point cette régularité qu'il remarque
dans les autres. Ils y entrent et en sortent de tous côtés (*loc.
cit.*, c. 1, § 14).

Scarpa croyait que les ganglions servaient à augmenter l'intensité de l'action des filets qui les traversent (*loc. cit.*; c. 1, § 21).

Cependant, l'analogie qui existe entre le système nerveux des
animaux inférieurs et celui de la vie organique des animaux supérieurs ne lui avait pas tout-à-fait échappé. Il entre même dans
quelques détails à cet égard (*ibid.* § 24 et suiv.). Puisque ces ganglions, dit-il, se rencontrent dans les petits animaux aussi bien que
dans les grands, et qu'ils ressemblent par leur structure à ceux de
l'homme, il semble que l'on en doive conclure que la nature a
eu recours à ce moyen afin de pouvoir, d'un même point, distribuer les nerfs de plusieurs paires à chaque partie du corps
(*ibid.*, § 31). Il croit même que chacun des filets sortant d'un ganglion, est composé d'autant de filets élémentaires qu'il est entré de
paires de nerfs dans la composition de ce ganglion (1): Et cette
assertion dont l'illustre anatomiste eût été bien embarrassé de
donner la preuve matérielle, il l'a répétée dans une de ses lettres
au savant E.-H. Weber, c'est-à-dire peu de temps avant sa mort.

L'opinion de Scarpa sur les fonctions des ganglions ne mérite

---

(1) Ut unusquisque ramus inde exiens filis plurimum conjugationum com-
ponatur, *et constet ex staminibus nervorum omnium*, qui intra ganglion pene-
traverunt. L. c., cap. 2, § 10.

pas une réfutation sérieuse ; et si nous en avons parlé, ce n'est que par respect pour sa mémoire, et afin que l'on comprenne mieux la réponse que Bichat fit à ses objections.

Il commence par nier l'existence des filets nerveux dans les ganglions, énoncée par Scarpa, et convient en même temps qu'il n'a point répété ses dissections. En cela, Bichat a eu un double tort ; car s'il est vrai de dire que Scarpa ait un peu exagéré ce qu'il dit sur la possibilité de suivre les filets nerveux des ganglions du système ganglionnaire, il n'en est pas moins vrai que cela est facile pour les ganglions spinaux, et n'est pas toujours impossible pour les autres. Mais nous sommes d'accord avec notre compatriote lorsqu'il défend la division qu'il a établie entre les deux systèmes nerveux en s'appuyant sur les considérations suivantes : 1° différence de couleur : teinte rougeâtre ou grisâtre dans les uns, blanchâtre dans les autres ; 2° différences de consistance, de qualités extérieures, etc. ; 3° différences de propriétés. Si les nerfs de la moelle épinière ne faisaient que s'épanouir à leur passage par les ganglions en filets ténus, ce ne serait qu'une différence de forme et non de nature ; les propriétés devraient être les mêmes ; pourquoi donc sont-elles si différentes, comme je le prouverai plus bas ? Pourquoi, par là même qu'il sort d'un ganglion, un nerf ne communique-t-il plus de mouvements volontaires ? 4° Pourquoi la nature n'a-t-elle pas placé des ganglions dans les nerfs des membres comme dans ceux des autres parties ? 5° S'il n'y a que résolution du nerf en filets plus petits dans le ganglion, pourquoi n'y a-t-il jamais de proportion entre les filets qui entrent d'un côté et ceux qui sortent du côté opposé ? En effet, ceux qui pénètrent en haut dans le ganglion cervical supérieur, ne faisant qu'épanouir leurs filets dans ce ganglion et les réunir ensuite pour former ceux qui partent d'en bas, il devrait y avoir égalité entre les uns et les autres sous le rapport du volume ; tous les ganglions devraient présenter ce rapport constant entre les nerfs d'un côté et ceux du côté opposé. Or, il suffit de les examiner pour observer dans presque tous une disposition inverse. 6° Les ganglions devraient être toujours proportionnés au volume des nerfs qui les forment en y épanouissant leurs fibres. Pourquoi donc les ganglions intercostaux sont-ils si petits, et les troncs qui les unissent ou plutôt qui leur donnnent naissance et qui en partent ensuite, suivant la manière de voir ordinaire, sont-ils si gros ? Pourquoi, au contraire, le ganglion cervical supérieur est-il si gros et ses branches sont-elles si minces? 7° Comment expliquer les fréquentes interruptions entre les ganglions de l'homme, celles qui sont constantes dans une foule d'animaux , s'il y a continuité entre les filets nerveux qui entrent en haut dans les ganglions et ceux qui en sortent en bas? 8° Comment se fait-il que les ganglions et leurs nerfs ne suivent pas une exacte proportion de développement avec les nerfs cérébraux, si ceux-ci leur donnent naissance en s'y épanouissant? Pourquoi la douleur ne porte-t-elle pas le même caractère dans l'une et l'autre espèce de nerfs?

Enfin Bichat ajoute : « Je n'ai aucune opinion sur la nature ni sur les fonctions des ganglions, parce que je n'ai aucun fait pour m'appuyer ; mais certainement il y a quelque chose de plus dans leur tissu que l'épanouissement des filets nerveux. Je crois qu'en admettant jusqu'à un certain point la disposition intérieure que cet auteur a observée dans les ganglions, on peut ne point envisager ces organes sous le point de vue sous lequel il les a présentés. » (*loc. cit.*, p. 374 et suiv.) (1).

(1) Béclard, dans une note sur le passage qu'on vient de lire, rapporte les ré-

Après avoir rapporté longuement ce qui avait déterminé Bichat à considérer les ganglions comme autant de centres d'une influence particulière, différente, et, jusqu'à un certain point, indépendante du système nerveux cérébro-spinal; après avoir réfuté d'un côté, approuvé de l'autre, fait connaître les objections qui se trouvaient dans les opinions du plus célèbre de ses contemporains et les réponses qu'il y fit, je dois, pour être juste, rappeler en quelques mots ce que pensait sur le même sujet un auteur anglais qui écrivait vers la fin du siècle précédent.

J. Johnstone a publié en 1771 un mémoire sur les fonctions des ganglions des nerfs (1), où l'on trouve que les ganglions ne donnent de nerfs qu'aux muscles qui ne sont pas soumis à la volonté ou dont les mouvements sont involontaires, tels que le cœur et les intestins. Il pensait que les ganglions servaient en quelque sorte de barrière entre l'âme et les parties douées de mouvement vital; de sorte que les parties qui reçoivent des nerfs des ganglions ne sont nullement soumises à l'empire de la volonté. Pour expliquer les mouvements involontaires que les ganglions communiquent à certaines parties, il dit que les ganglions arrêtent ou diminuent l'influence du cerveau ou de la moelle épinière sur les nerfs qui se rendent aux parties douées de mouvements vitaux, comme le

sultats de l'analyse chimique comparative que Wützer a faites des ganglions et de la matière cérébrale. Ils présentent des différences très notables. Il serait bien à désirer qu'un de nos habiles chimistes voulût s'occuper de ce sujet. Les intéressants résultats que M. Payen a obtenus, en étudiant au moyen de la chimie, la structure et la composition des tissus végétaux, le porteront probablement à appliquer ses habiles procédés aux tissus des animaux. Nous le désirons ardemment, dans l'intérêt de la physiologie.

(1) On the use of the ganglious of the nerves. London, in-8. 1774.

cœur, les intestins, et qu'ainsi il a été pourvu à ce que ces parties ne
fussent point soumises à l'empire de la volonté. Cet auteur a soutenu, de plus , que les ganglions devaient être considérés comme
autant de cerveaux subordonnés ou secondaires qui distribuent la
force nerveuse qu'ils ont reçue du cerveau, aux organes vitaux, et
qu'ils continuent de la communiquer même après l'ablation du
cerveau, jusqu'à ce qu'enfin, ne recevant plus rien de celui-ci pour
remplacer ce qu'ils donnent , ils finissent par s'épuiser et ne plus
pouvoir remplir leurs fonctions (1).

On voit que Johnstone a été tout près de devancer Bichat. Nous
ne nous arrêterons pas davantage à faire l'histoire des opinions qui
ont été émises sur les fonctions du système ganglionaire; le cadre où
nous sommes obligé de restreindre notre travail ne nous le permet pas. Nous ajouterons seulement à ce que nous avons déjà dit
sur ce sujet, que l'on peut classer les auteurs qui s'en sont occupés,
de la manière suivante :

1° Le système ganglionaire est un nerf qui a son origine à la
sixième paire des nerfs cérébraux, et qui a pour fonction de mettre
en rapport les nerfs des différents organes. C'est le grand sympathique de Willis, Haller , Whyte, Lenhossek , Wendeveyer,
G. Cuvier et de Lobstein.

2° Les ganglions sont autant de centres nerveux d'un ordre inférieur au cerveau ; ils agissent en vertu d'une vitalité qui ne
réside point en eux, mais qu'ils reçoivent du cerveau, et qui se
condense en eux. Ils arrêtent par conséquent l'action directe du
cerveau et de la moelle sur les organes auxquels ils donnent des
nerfs, et réciproquement, ils empêchent que les mouvements in-

(1) V. Scarpa, *Annot. anatom.*, L. 1, c. 2, § 8.

testins de l'organisme n'arrivent à chaque instant au cerveau;
cependant ils établissent des rapports sympathiques entre toutes
les parties, etc. Telle est l'opinion de Johnstone, de Wützer, de
G.-R. Treviranus, Tiedemann et Arnold.

3º Les ganglions servent à augmenter l'influence des nerfs qui les
traversent, etc. Muck adopte cette opinion.

4º Le système nerveux de la vie organique est formé par un
certain nombre de centres nerveux nommés ganglions, dont les
fonctions pourraient être indépendantes les unes des autres, comme
elles le sont du centre cérébro-spinal. Cependant ces différents
centres peuvent réagir les uns sur les autres, comme on l'observe
dans un grand nombre de circonstances. Telle est l'opinion de Bichat, de Reil, de Gall, de Blainville, de Burdach.

Ceux qui ont considéré et qui considèrent encore le système
nerveux de la vie organique comme un système intermédiaire aux
différentes parties du système nerveux de la vie de relation, n'ont
pas fait preuve de connaissances très avancées en ces matières.
Dans les animaux supérieurs, le système nerveux se divise en deux
sections qui offrent des différences, non-seulement de couleur, de
forme et dans le mode de distribution, mais encore dans leur
mode d'action; c'est principalement dans les vertèbres que cette
dernière différence se manifeste avec évidence, et qu'elle se change
par degrés dans les animaux les plus élevés de cette grande classe,
et surtout dans l'homme, en un véritable antagonisme.

DEUXIÈME SECTION.

DE L'UNITÉ PÉRIPHÉRIQUE DU SYSTÈME NERVEUX DE LA VIE ANIMALE.

L'unité du système nerveux de la vie animale n'a pas besoin d'être démontrée. Tous les nerfs qui sortent du centre cérébro-spinal, ou qui y aboutissent, ont par cela même une foule de connexions qui existent bien certainement, même lorsqu'elles échappent à l'œil. Je pourrais donc me contenter de cet énoncé ; mais comme le système nerveux ganglionaire a été envisagé comme ayant pour principale fonction d'établir des rapports sympathiques entre les divisions des nerfs de la vie animale, il n'est peut-être pas inutile de faire voir qu'elles communiquent entre elles, indépendamment du système ganglionaire ; en sorte qu'en supposant que les différentes connexions des nerfs constituent de véritables anastomoses, ce qui n'a pas lieu, le système nerveux de la vie de relation est un, par sa périphérie comme par son centre.

La plupart des communications ou connexions dont il s'agit sont connues des anatomistes ; mais il en est un petit nombre qui sont assez difficiles à apercevoir et sur lesquelles il reste des doutes. C'est principalement ces dernières sur lesquelles nous essayerons de fixer l'attention du lecteur.

Les rapports qui font un tout du système nerveux ganglionaire ne sont pas plus difficiles à démontrer que ceux du système précédent. Cependant, les partisans de cette opinion ont rencontré, jusqu'à ce jour, une grande difficulté dans le cercle incomplet que formait la double série de ganglions. Cette dernière cir-

3

constance ne semblait-elle pas indiquer que tous ces ganglions n'étaient qu'une dépendance, une modification des nerfs sur le trajet desquels ils se trouvaient ? On ne répondait à ces objections qu'en disant que, dans l'évolution de l'animal, les différentes parties du système nerveux se développent indépendamment les unes des autres, au moins en apparence, et que si cela est vrai du système nerveux animal, cela doit l'être bien plus de celui de la vie organique, et que par conséquent chaque ganglion devait être considéré comme un centre, etc. Mais il faut convenir que l'on évitait ainsi la difficulté au lieu de la résoudre. D'ailleurs, il ne peut y avoir dans l'organisme, qui est un, deux unités indépendantes, absolues ; il faut bien admettre une réaction réciproque. Or, là se trouvait encore la source d'une foule de doutes, de difficultés presque insurmontables tant que l'on ignorait l'existence d'une connexion directe entre le cerveau et le système ganglionaire, connexion que nous avons eu le bonheur de découvrir en montrant que la glande pituitaire n'est autre chose que le ganglion céphalique du système ganglionaire. Du reste, comme nous le dirons plus loin, ce n'est pas seulement en cet endroit que le système nerveux organique se trouve directement en rapport avec le centre nerveux cérébro-spinal.

CHAPITRE 1.

Des connexions qui existent entre le nerf optique et le système nerveux de la vie de relation. *A*

Dans l'homme comme dans le reste des vertébrés, les lobes antérieurs du cerveau semblent donner naissance au nerf olfactif ; mais nous nous demandons si ces lobes et les lobes moyens ne sont pas un épanouissement des nerfs, des sens, en même temps que l'on devrait y chercher l'extrémité centrale d'un grand nombre de nerfs locomoteurs : autrement, l'influence de la volonté est un phénomène inexplicable. Hors du cerveau, il est évident qu'il n'existe aucun rapport de continuité entre les nerfs de l'odorat, de la vue et de l'ouïe ; mais il en est autrement des trois appareils dont ils sont respectivement le principal organe. La première branche de la cinquième paire fournit au nez, à l'oreille et à l'œil des nerfs dont la distribution est bien connue et sur laquelle on est parfaitement d'accord. Mais le ganglion ophthalmique ne fournit pas seulement les filets ciliaires. Parmi les branches qu'il envoie au-dessous du nerf optique, et qui lui font une espèce d'enveloppe nerveuse, il en est une qui traverse la gaîne fibreuse que la dure-mère fournit à ce nerf à environ 0, 005^m de son entrée dans l'œil. Immédiatement après son entrée, elle se divise en un grand nombre de filets fort déliés qui se dirigent comme la branche qu'ils continuent, d'arrière

en avant et de bas en haut. Plusieurs se portent de dehors en dedans, d'autres prennent une direction rétrograde. Ces filets s'unissent évidemment à ceux du nerf optique, avec lesquels ils forment
un plexus. Font-ils partie de la rétine? C'est ce que je ne puis dire
dans ce moment. Dans tous les cas, ce mélange des filets, provenant
en partie de la branche ophthalmique de la cinquième paire, jette
une vive lumière sur les mouvements de l'iris. On sait que la contraction et la dilatation de la pupille est consécutive à l'irritation
de la rétine; et l'on admet qu'elle est réfléchie sur l'iris par les filets
de la troisième paire qui se rendent à l'iris. Or, s'il est prouvé que
dans l'épanouissement périphérique du nerf optique, ou dans la
rétine, il se trouve des filets du nerf ophthalmique, l'action de la
lumière sur l'iris trouve dans ces filets nerveux un passage plus
direct.

Le filet que nous avons décrit n'est probablement pas le seul que
la cinquième paire fournisse au nerf optique. (1)

§ 1. *Connexions du nerf olfactif.*

Existe-t-il entre le nerf olfactif et le trifacial un rapport semblable ou analogue à celui que nous venons d'indiquer pour le nerf
optique? Cela nous paraît d'autant plus probable qu'il se rencontre
très évidemment dans plusieurs animaux vertébrés. Ainsi, dans
l'éléphant, il nous a paru très évident que le rameau nasal de
'ophthalmique forme un plexus considérable avec les faisceaux volumineux et nombreux du nerf olfactif, au moment où ils pénètrent

(1) Il faut supposer que l'iris reçoit des nerfs moteurs qui transmettent à ses
fibres musculaires l'action réfléchie d'un centre d'activité nerveuse.

dans l'ethmoïde. Dans le crocodile, nous avons remarqué une disposition analogue ; et nous avons découvert dans l'esturgeon un filet considérable du rameau nasal qui pénètre dans le tronc du nerf olfactif. Un grand nombre de phénomènes d'action réfléchie, pour l'explication desquels on invoquait la sympathie, trouvent dans ces connexions une explication toute naturelle.

§ 2. *Des connexions de la troisième paire.*

Le nerf moteur oculaire commun est en rapport avec le nerf ophthalmique par les filets qu'il fournit concurremment avec la cinquième paire, au ganglion lenticulaire. Au moins cette connexion existe-t-elle chez la plupart des vertébrés. Nous venons de voir que c'est par elle que les mouvements de l'iris ont été expliqués par plusieurs physiologistes.

§ 3. *Des connexions de la quatrième paire.*

La quatrième paire, ou nerf pathétique, n'arrive pas jusqu'à l'œil libre de tout rapport avec les nerfs qu'elle rencontre dans le long trajet qu'elle parcourt à l'intérieur du crâne. Ces connexions expliquent-elles la contraction de l'iris que l'on observe lorsque le globe de l'œil est porté en dedans?

§ 4. *Des connexions de la cinquième paire.*

De toutes les paires de nerfs de la tête, aucune ne fait sentir autant que la cinquième paire combien est vicieuse la manière dont elles sont classées et l'absence de tout principe scientifique dans cette classification.

Le trifacial, en comprenant sous ce nom, comme on le fait pour les nerfs spinaux, tous les ganglions qui se trouvent dans son épaisseur ou à sa surface, est en communication directe ou indirecte avec tous les nerfs de la région céphalique,

Les travaux aussi consciencieux qu'excellents de Bock (1) et d'Arnold (2) nous dispensent de parler de plusieurs connexions qui étaient encore peu connues ou complétement ignorées avant eux.

Le ganglion semi-lunaire qui, suivant tous les anatomistes, n'est qu'une espèce de plexus, n'est ni l'une ni l'autre de ces choses. On doit le considérer comme résultant de la réunion de plusieurs ganglions, que nous allons étudier successivement, dans chacune des trois branches de la cinquième paire.

A. Première branche, ou branche ophthalmo-nasale.

Au point où elle se sépare du tronc commun, cette branche présente sur sa face interne, qui est en contact avec la face externe de l'extrémité du rocher, une petite masse dont la couleur est rougeâtre comme celle des ganglions de la vie organique (pl. 1, n° 7). Sa consistance est aussi la même que la leur. Son plus grand diamètre, qui est l'antéro-postérieur, est de 4 millim.; le second est d'environ 2 millim. En arrière, ce ganglion envoie quelques filets à une petite masse ganglionaire de même aspect, située sur la face interne

(1) Beschreibung des fünften Nervenpaares. v. A.-C. Bock. Meissen, 1817.

(2) Der Kopftheil des vegetativen Nervensystems beim Menschen von, F. Arnold. 1831.

du faisceau, qui va former en grande partie la troisième branche ou nerf maxillaire inférieur. Sa forme est celle d'un ovale allongé qui, en s'aplatissant et en se divisant, s'étend sur toute la face interne de la première branche. Les filets que reçoit la sixième paire à son entrée dans le plexus caverneux, lui sont en apparence fournis par ce ganglion, mais en réalité par la branche ophthalmique ; ce dont on peut se convaincre en enlevant la substance grise qui les masque dans le ganglion. Inférieurement, il fournit un prolongement qui l'unit au ganglion situé entre la première et la seconde branche, et dans l'épaisseur de cette dernière.

B. Deuxième branche, ou maxillaire supérieur.

C'est principalement au plexus gangliforme et au renflement que ce dernier ganglion laisse apercevoir quand on découvre la face externe du trifacial, que l'on a donné le nom de ganglion semi-lunaire. Le ganglion que nous venons de décrire sur la branche ophthalmique, semble donner inférieurement naissance à deux filets qui descendent parallèlement à la petite branche du maxillaire inférieur, en longeant son bord antérieur, et vont, à 7 millim. de leur origine, s'accoler au bord antérieur d'un ganglion situé sur la face interne de ce même nerf. Au niveau de ce dernier ganglion, plusieurs filets se rendent à la dure-mère qui recouvre la face externe du rocher ; mais c'est dans l'espace qui sépare l'origine de la première branche de la seconde que se rencontre la portion principale du ganglion semi-lunaire. Vue extérieurement, elle offre l'aspect que lui connaissent tous les auteurs. Sur sa face externe on aperçoit plusieurs

— 24 —

filets nerveux dont la direction est verticale. Inférieurement, ils
présentent trois troncs qui semblent sortir du point où la branche
maxillaire supérieure se sépare de la troisième branche. Ils glissent
sur le ganglion situé entre les deux premières branches du trifacial et, parvenus au bord inférieur de la branche ophthalmique,
ils se subdivisent de manière à former en tout cinq à six filets.
Les deux antérieurs se rendent obliquement sous la quatrième paire
et y adhèrent sans s'y unir. Deux autres filets, qui s'appliquent
à la face externe de la branche ophthalmique, se comportent de
même, et s'en séparent à leur entrée dans l'orbite, pour se porter
vers la paroi externe de cette cavité ; les autres pénètrent au niveau
du bord supérieur de la branche ophthalmique dans le ganglion,
ou plexus ganglionaire situé à sa face interne. Plusieurs filets de
ce dernier s'unissent au nerf moteur oculaire commun, et se
rendent, suivant Bock, dans le ganglion optique ; ce que nous
croyons exact. Mais le plus grand nombre s'anastomosent avec
des filets provenant ou se continuant avec le système nerveux
de la vie organique.

Si l'on porte de dedans en dehors le tronc de la cinquième paire,
de manière à mettre en évidence la face interne de ses trois branches,
on apercevra sur celle de la seconde un ganglion de forme arrondie,
ayant environ 0^m, 004 de diamètre, et deux millimètres d'épaisseur.
La couleur de ce ganglion est la même que celle de ceux de la vie
organique, et il est en rapport avec celui que nous avons décrit sur
la face interne de la première branche aussi bien qu'avec celui que
nous allons décrire tout à l'heure sur la petite branche qui se rend à
la troisième. Nous verrons bientôt qu'il a de nombreuses connexions
avec les plexus carotidien et caverneux, etc. Je ne parle pas du

ganglion sphéno-palatin, par la raison qu'il est parfaitement connu.

Outre ce ganglion semi-lunaire, ou plexus semi-lunaire, les deux premières branches de la 5e paire présentent, à quelques millimètres du cerveau, un renflement gangliforme qui leur est commun, et qui est tout-à-fait semblable aux ganglions postérieurs des nerfs spinaux. Cette circonstance, qui, à elle seule, place les nerfs qui naissent de ce ganglion ou plutôt qui le traversent, sur la même ligne que ceux des ganglions spinaux, n'a que faiblement attiré l'attention des anatomistes, ou du moins de nos compatriotes. Ce ganglion acquiert un volume remarquable chez le crocodile, la tortue et probablement chez la plupart des reptiles. Il est du reste plus volumineux dans les trois dernières classes de vertébrés que dans la première.

C. Troisième branche, ou nerf maxillaire inférieur.

L'un des faisceaux qui entre dans la composition du nerf maxillaire inférieur est situé sur la face interne du tronc du trifacial, près de son bord inférieur, en haut; sa direction est oblique d'avant en arrière, et il occupe le bord postérieur du nerf dont il fait partie, en arrivant au trou ovale. Nous avons déjà décrit deux filets nerveux qui, en apparence, naissent d'un ganglion situé sur la face interne de la première branche de la cinquième paire, dont ils sont une continuation. Nous avons suivi ces deux filets (pl. 1, n° 7) jusque sur le bord interne d'un renflement ganglionaire que présente la petite racine du maxillaire inférieur avant d'arriver au point où nous les avons quittés.

4

Ces deux filets s'étaient réunis d'une manière intime, et avaient augmenté de volume en approchant du renflement ganglionaire en question : au-dessus, ils sont encore plus volumineux, et l'on remarque que la petite racine du maxillaire inférieur a presque doublé de volume au-dessus de son ganglion. Or, ceci ne s'explique pas facilement ; car les filets que l'autre racine du même nerf semble envoyer à celle-ci, et qui lui parviennent au niveau de la partie supérieure du ganglion, ne s'y arrêtent pas ; ils ne font que passer sous ce ganglion, pour aller se perdre sur la face interne du maxillaire supérieur, dans une masse ganglionaire dont nous avons déjà parlé. La seconde racine du maxillaire inférieur ne présente que très peu de substance grise dans le plexus que ces filets forment à l'intérieur du crâne.

Nous aurons quelques mots à dire sur les rapports des nerfs pétreux superficiels avec la septième paire ; nous en parlerons à l'occasion de cette dernière.

§ 5. *Connexions de la sixième paire avec le système nerveux de la vie animale.*

Nous avons indiqué la seule dont nous ayons à traiter ici en parlant de la cinquième paire.

§ 6. *Connexions du nerf facial avec les nerfs de la vie animale.*

1° *Avec la cinquième paire.* Cette connexion a été bien décrite par Arnold. Seulement nous n'admettons pas avec lui que les filets pétreux superficiels appartiennent exclusivement au système nerveux de la vie organique. Quelque soin que nous ayons pris, nous n'avons pu voir la petite masse de substance grise que cet habile anatomiste place dans l'épaisseur du coude formé par le facial au point où ce nerf s'unit aux filets pétreux superficiels. Cependant il est évident que, dans ce point, le nerf prend l'aspect et la structure gangliforme qui se remarque presque constamment là où il y a mélange entre les filets de deux nerfs dont les fonctions sont différentes. Mais la couleur de ces espèces de ganglions tire à peine au rose pâle, tandis que celle des ganglions du système organique est d'un rouge gris ; leur consistance est ferme, tandis que celle des autres est en général molle. Enfin, nous trouvons beaucoup de ressemblance entre ce ganglion et les renflements gangliformes que l'on aperçoit dans l'épaisseur de la portion postérieure du nerf maxillaire inférieur, dans lesquels il est toujours facile de suivre les filets nerveux.

2⁰ *Avec la huitième paire*. Cette connexion, déjà signalée par plusieurs anatomistes, parmi lesquels se trouvent Arnold et Swan, est bien plus intime qu'on ne l'avait pensé. En effet, ce n'est pas seulement un filet qui, comme le croit le premier, après s'être uni à la septième paire, en enverrait un autre à la huitième; c'est un véritable entrecroisement de plusieurs filets qui , tandis que les deux paires dont il s'agit sont réunies dans le conduit auditif interne , vont de l'une à l'autre. Ainsi, dans la figure que nous donnons (pl. 1, nº 12), on voit d'abord deux filets se détacher de la face antérieure de la portion supérieure du nerf auditif, pour s'accoler à la face supérieure du facial. L'un d'eux s'y perd ; l'autre, après y avoir contracté des rapports, retourne au nerf auditif, tout près de son extrémité externe. Mais cette réunion n'a lieu qu'après que ce filet errant a recueilli, en retournant de la septième à la huitième paire, un filet très délié, fourni par un des nerfs pétreux superficiels. Un second faisceau nerveux, provenant de la même portion du nerf auditif, se rend également au facial avec lequel il forme un plexus gangliforme, à environ 2 millimètres de l'entrée de ce nerf dans l'aqueduc de Fallope. Le volume de ce faisceau égale à peu près le tiers de la portion libre du facial. La position de cette branche communicante est d'abord inférieure par rapport au nerf où elle se rend, puis elle lui devient supérieure près de son entrée dans le conduit du nerf facial. Les filets qui en proviennent pénètrent également dans le renflement ganglionaire situé dans la coudure de la septième paire.

La septième paire aurait-elle une double racine comme la cinquième paire et les nerfs spinaux? cela nous paraît très probable. Il est au moins certain que le nerf facial est sensible, et que cette sensibilité n'est due qu'aux filets nerveux sensitifs contenus dans l'extrémité centrale du nerf. Du reste, comme la non-existence des anastomoses nerveuses est maintenant mise hors de doute, on comprend très bien que cette sensibilité ne peut lui venir de la cinquième paire, comme on l'a prétendu.

Outre les connexions que nous venons de décrire, la septième paire en a encore d'autres avec le glosso-pharyngien, le pneumogastrique et le ganglion cereical supérieur. Ces rapports, peut-être déjà connus de Comparetti, ont été si clairement décrits dans ces derniers temps, par Jacobson et surtout par Arnold, qu'il nous paraît inutile de répéter ce qu'ils ont dit; d'autant plus que M. le professeur Breschet (1) a donné une traduction ou une analyse fort détaillée

(1) *Répertoire d'anatomie*, t. V, p. 229 et suiv. et *Mémoires de l'Académie de médecine.*

des travaux des deux savants du Nord, que nous venons de citer.

De ces différentes connexions résulte une triple alliance entre la cinquième paire, le nerf facial et le nerf auditif, en s'en rapportant à ce que l'œil peut facilement saisir.

§ 7. *Connexions du nerf auditif avec le système nerveux de la vie animale.*

Le nerf auditif reçoit-il dans les mammifères, comme il le fait de la manière la plus évidente dans les oiseaux, des filets du pneumogastrique? Dans l'aigle, le perroquet, l'autruche, nous avons rencontré un ou deux filets provenant du pneumogastrique qui allaient se perdre dans l'ampoule vestibulaire. Il nous paraît vraisemblable que des recherches ultérieures démontreront l'existence d'une connexion analogue, sinon pour les quatre classes de vertébrés, au moins pour la première et la troisième.

CHAPITRE II.

Connexions du système nerveux périphérique de la vie animale dans les mammifères.

Nous avons étudié comparativement sur un macaque, sur l'éléphant, sur le veau et sur le marsouin, les diverses connexions que nous venons de signaler dans l'homme, et nous les avons constamment rencontrées; il va sans dire que, n'ayant pu voir dans le marsouin rien qui ressemble au nerf olfactif, nous n'avons pas eu à

constater la connexion de ce nerf avec le rameau nasal du trifacial.
Mais une chose qui frappe l'anatomiste, c'est le volume considérable
de ce nerf qui dans les autres mammifères n'est qu'accessoire, tandis
qu'il devient, dans ce cétacé comme dans plusieurs animaux de la
même espèce, le principal organe de la sensibilité olfactive; ou
bien d'une sensibilité spéciale qui permet à l'animal d'apprécier
les qualités sapides ou autres de l'eau qu'il force à passer par ses
siphons.

On voit de la manière la plus distincte, entre la septième et la
huitième paire du marsouin, la même connexion qui existe entre
ces deux nerfs dans l'homme Les nerfs pétreux superficiels existent
aussi; ils s'unissent à la face inférieure de la deuxième branche
du trifacial.

Dans l'éléphant des Indes, le rameau nasal de la branche ophthalmique forme un plexus considérable avec les nerfs volumineux
qui naissent du nerf nasal (1). La forme de ce plexus est palmée,
Nous regrettons beaucoup que les circonstances ne nous aient pas
permis d'étudier, plus complétement que nous ne l'avons fait, les
rapports du trifacial avec le reste des nerfs de la tête. Le ganglion
des deux premières branches du trifacial se trouve ici très développé; il est contenu dans l'épaisseur du tronc du nerf. On peut
assez facilement s'assurer que ce ganglion est dû à une espèce de
pelotonnement ou d'enchevêtrement de filets rougeâtres qui en
sortent dans tous les sens et prennent ensuite une direction à peu
près parallèle aux différents faisceaux blancs qui forment le tronc
du nerf et les trois branches qui résultent de sa trifurcation. Nous
verrons plus loin, qu'en se réunissant de nouveau, ces filets gris

____

(1) Nous en avons déjà parlé à l'occasion du nerf olfactif, p. 18.

forment à la surface des trois branches de la cinquième paire, divers ganglions connus sous différents noms , mais dont l'origine et surtout les fonctions sont encore loin d'être bien connues.

CHAPITRE III_e.

Des connexions des nerfs de la vie animale , dans les oiseaux , les reptiles et les poissons.

Dans les oiseaux, la branche ophthalmique du trifacial donne au niveau de la face postérieure du nerf optique un filet qui va se réunir avec un autre que fournit la branche supérieure de la troisième paire. Au point où ces deux filets se réunissent se forme un petit ganglion; c'est le ganglion ophthalmique. Ce ganglion ne reçoit rien de la sixième paire; mais celle-ci fournit séparément plusieurs filets ciliaires. Schlemm a pris pour le ganglion optique des oiseaux et pour l'analogue de leur nerf vidien, ce qui n'est ni l'un ni l'autre : il fait aboutir ou naître le nerf vidien au rameau nasal de l'ophthalmique, et le termine à la coudure du nerf facial. Voici l'explication de cette erreur : après avoir donné le rameau dont nous venons de parler, le rameau nasal de l'ophthalmique de l'aigle glisse entre les muscles abducteurs de l'œil et la paroi interne de l'orbite ; parvenu à environ 5 millimètres du bord antérieur et interne de la cavité orbitaire, le nerf nasal, qui à son entrée dans l'orbite n'offre qu'un millimètre de diamètre, en présente trois. Dans cet endroit il se divise en rameau frontal et en rameau ethmoïdal. Inférieurement, il reçoit plusieurs filets nerveux qui proviennent de la septième paire et du glosso-pharyngien. C'est le plus gros de ces filets que l'on a pu suivre, d'avant en arrière, jusqu'au facial et au ganglion du glosso-pharyngien, que l'on a pris pour l'analogue du nerf vidien que nous décrirons tout-à-l'heure.

Dans les reptiles : dans le jeune caïman (*crocodilus lucius*) que nous avons disséqué, la première branche du trifacial était proportionnellement plus volumineuse que dans l'aigle.

Après avoir fourni deux filets qui s'anastomosaient avec deux ou trois autres qui provenaient de la troisième paire et formaient plusieurs petits renflements d'où provenaient les nerfs ciliaires, la branche ophthalmique donnait en dehors trois rameaux à la paupière supérieure. Parvenue à l'origine des fosses nasales, elle envoyait en dehors deux filets sous la peau; après cela le tronc principal se bifurquait en un très grand nombre de filets qui se perdaient dans une masse glanduleuse située sur la paroi externe de la membrane pituitaire et dans le réseau à mailles très serrées et très allongées que forment les divisions du nerf olfactif.

Dans les poissons, la branche ophthalmique se divise en sortant du ganglion du trifacial en deux rameaux. Le plus considérable se rend à l'œil, après s'être mis en rapport avec la troisième paire. Dans l'esturgeon (*acipenser sturio*), la branche nasale, parvenue au point où le nerf optique sort de la cavité du crâne, se renfle et prend un aspect gangliforme; pénètre dans l'épaisseur du nerf olfactif et s'y divise.

En dehors, le renflement gangliforme que je viens d'indiquer, communique par une courte racine avec un petit ganglion d'où naissent un grand nombre de filets fort déliés qui se distribuent dans la gaîne fibreuse qui entoure le nerf optique. Ainsi, dans les poissons comme dans les autres vertébrés, le trifacial établit entre les deux premières paires de la vie animale les mêmes rapports.

Le premier des ganglions que nous venons d'indiquer nous paraît analogue au naso-palatin, le second à l'ophthalmique des vertébrés supérieurs.

Dans les mammifères, il est facile de s'assurer que le nerf facial et le nerf auditif ont les mêmes connexions apparentes avec le système nerveux central ; d'un côté avec les pyramides, de l'autre avec le cervelet. Or cette origine, pour me servir du langage anatomique encore en usage, justifie les anciens qui n'ont fait qu'une paire de ces deux nerfs : il justifie aussi quelques modernes qui se sont demandé si le nerf facial n'était pas fourni par le nerf auditif dans les oiseaux (Treviranus, *Zeitschrist fur Anat. and Physiol.*), et si l'un et l'autre, c'est-à-dire la septième paire de Willis, n'était point une branche de la cinquième paire, dans les reptiles et les poissons. Ces manières de voir, ces incertitudes ont dû provoquer des recherches anatomiques qui, si elles n'ont pas encore levé tous les doutes, ont fait découvrir des analogies et des ressemblances qui pourront puissamment y contribuer.

Si l'on suit le trifacial jusqu'à son extrémité centrale, on le voit entrer dans les pédoncules cérébelleux et aller, avec une portion du tronc de la septième paire, s'épanouir dans les circonvolutions du cervelet ; tandis que, d'un autre côté, et en conservant toujours des rapports de contiguité avec l'autre racine de la septième paire, une autre portion de la cinquième se rend dans les pyramides antérieures. Ceci nous explique les doutes des anatomistes sur la différence d'origine qu'ils ont voulu trouver à ces nerfs, suivant qu'ils ont eu à l'étudier dans un mammifère, un oiseau, un reptile ou un poisson. Les rapports, les connexions centrales sont les mêmes : la seule différence réelle que l'on observe dans les animaux de ces différentes classes, c'est que l'extrémité centrale de ces conjugaisons nerveuses est d'autant plus découverte que l'on s'éloigne davantage des animaux supérieurs. Cela nous paraît incontestable et sans exception. Il sera donc désormais facile de résoudre la plupart des problèmes qui se sont présentés sur ces questions d'origine. Dans tous les cas n'oublions point que toutes ces connexions se réduisent à des entrecroisements, à des mélanges de filets nerveux, et que jamais il n'existe de véritables anastomoses. On nous pardonnera cette digression qui eût été mieux placée dans le chapitre précédent qu'ici.

Dans les reptiles, la connexion de la cinquième avec la septième paire a lieu par un filet gros et court ; d'un autre côté sa communication avec la huitième paire n'étant pas moins évidente, on se demande quelle est l'origine du facial dans les reptiles. Il est probable que la 5e, la 7e et la 8e ne forment qu'une seule conjugaison, pour me servir du langage des anciens anatomistes, et que ce que nous venons de dire dans le paragraphe précédent répond à la question.

Dans les poissons, ce que nous considérons comme analogue au facial semble naître de la face inférieure du nerf auditif dont il reçoit un filet : il longe ensuite la face postérieure du trifacial dont le renflement gangliforme lui fournit deux filets. A partir de ce point, le facial se porte d'avant en arrière, passe au-dessus d'un vaisseau qui, par sa position, est analogue à la carotide externe des oiseaux et des reptiles. Parvenu au niveau de la paroi postérieure du vestibule, il se porte en dehors, donne un rameau au muscle

abaisseur de l'opercule; un autre rameau fournit plusieurs filets
qui se perdent en apparence dans un plexus gangliforme qui entoure l'orifice d'une cavité qui se dirige obliquement d'avant en
arrière et de dehors en dedans, et dont le fond correspond au
milieu du vestibule : est-ce un conduit auditif externe ? Après cela,
le facial reçoit un filet d'un renflement ganglionaire situé sur un
autre nerf, que nous considérons comme l'analogue du glosso-
pharyngien, et puis renfle au point de former un véritable ganglion
d'où naissent des filets qui se distribuent à la peau des arcs bran-
chiaux.

CHAPITRE IV.

**Des connexions qui existent entre le glosso-pharyngien, le peumo-
gastrique, l'hypoglosse, l'accessoire et les nerfs
précédemment étudiés.**

Nous avons vu (Sect. I., § 1) que Scarpa, qui rejetait toute espèce d'anastomose nerveuse , pensait que les plexus (et peut-être
les ganglions) n'avaient d'autre but que de faire parvenir dans un
organe des filets nerveux de différentes paires. Cette opinion vient
d'être reproduite par l'illustre physiologiste de Berlin, M. le professeur J. Muller (1) : et, maintenant qu'il a prouvé par des expériences
sagement instituées, et que chacun peut répéter sans de trop péni-

(1) *Physiologie du système nerveux, ou Recherches et expériences sur les diverses classes d'appareils nerveux, les mouvements, la voix, la parole, les sens
et les facultés intellectuelles*, trad. de l'all. par A. J. L. Jourdan. Paris, 1840,
2 vol. in-8.; fig.

bles sacrifices, puisqu'il suffit pour cela de quelques grenouilles, que chaque filet nerveux conserve ses propriétés locomotrices ou sensitives, depuis son extrémité centrale jusqu'à son extrémité sphérique, cette manière de concevoir l'usage des plexus acquiert une grande probabilité, et nous rend ainsi raison de celles qui se rencontrent entre les nerfs dont il est ici question.

Dans les mammifères, le nerf facial est en rapport avec le glosso-pharyngien, au moyen de l'anastomose dite de Jacobson ; il est en rapport avec la pneumogastrique par un filet découvert par Arnold ; il est enfin en rapport entre le nerf sous-occipital et l'hypoglosse.

Dans les oiseaux, nous avons découvert les mêmes connexions, et nous allons les faire connaître en parlant de celles que nous avons découvertes entre le système nerveux organique, la cinquième et la septième paire. Quant aux reptiles et aux poissons, on vient de voir que l'analogue du facial conserve chez eux les mêmes rapports que dans les autres vertébrés.

TROISIÈME SECTION.

DES CONNEXIONS QUI EXISTENT ENTRE LES GANGLIONS DU SYSTÈME NERVEUX DE LA VIE ORGANIQUE.

Avoir prononcé les mots de rapports, d'anastomoses ou de connexions entre les différentes parties du système ganglionaire, c'est avoir rappelé un grand nombre de faits que peu d'anatomistes ignorent. Cependant, dans ces derniers temps, le professeur Arnold, doué au plus haut degré de cette patience tenace qui caractérise sa nation, a mis en évidence quelques faits encore peu connus : on lui doit la découverte d'un petit ganglion situé sur la face interne du rameau lingual du nerf maxillaire inférieur et de quelques filets qui en naissent. Nous dirons plus loin notre pensée sur ce ganglion. Nous commencerons ce que nous avons à dire sur le système nerveux ganglionaire par l'exposé des rapports qui existent entre le ganglion céphalique, ou glande pituitaire, et le système ganglionaire dont il est un des organes les plus importants.

CHAPITRE Ier.

Du ganglion céphalique dit glande pituitaire, et de ses connexions avec le système ganglionaire.

§ 1. *Dans l'homme.*

Les anatomistes connaissent depuis bien des siècles l'union qui existe entre ce qu'ils ont nommé glande pituitaire et l'extrémité antérieure du noyau encéphalique ; mais, bien que depuis long-temps ils sachent que cette prétendue glande n'en est pas une, ils ignorent à peu près complétement ses rapports. Je puis dire que, s'ils ont été soupçonnés ou même entrevus par quelques anatomistes modernes, ces lueurs, au moyen desquelles la vérité a coutume de se révéler, n'ont pas été assez fortes pour laisser une impression durable. On a même accusé ceux qui les ont entrevues de s'être laissé tromper par de fausses apparences, et leurs assertions, dénuées de preuves anatomiques, n'ont rencontré presque partout que le doute ou la dénégation.

Fontana, dans un mémoire sur l'origine du nerf intercostal publié à Paris en 1792, a indiqué, d'une manière extrêmement vague, la possibilité d'un rapport entre le nerf intercostal et la glande pituitaire.

Bock (1) a vu un des filets du ganglion caverneux ou carotidien contourner la face externe de la carotide interne, s'unir au tronc de la troisième paire, et un autre filet accompagner une petite artère qui naît de la carotide interne, en dedans du sinus caverneux, et aller ensuite se perdre dans l'hypophyse cérébrale.

Hirzel (2) parle aussi de cette communication en se servant à peu près des expressions de Bock. Mais la figure qu'il en donne est tellement inexacte, que l'on se demande s'il a bien vu ce qu'il décrit.

Mais pour faire bien connaître l'état de nos connaissances touchant le point en question, je crois devoir rapporter textuellement ce qu'en dit M. Arnold. Son opinion est en ces matières d'une si grande importance que j'ai long-temps hésité à proclamer ce que je crois être désormais un fait acquis à la science.

« Parmi les filets qui accompagnent la carotide, il est vraisemblable, dit le professeur Arnold, qu'une fois arrivés dans la cavité du crâne, il y en a un qui se rend avec plusieurs petites artérioles et recouvert par l'entrecroisement des nerfs optiques, à l'infundibulum pour s'unir avec la partie supérieure de ce dernier. Parmi les anciens anatomistes, Petit a avancé qu'un filet du plexus caverneux se rendait à la glande pituitaire. Plus tard, Fontana fit la même remarque, et, parmi les modernes, Bock, H. Cloquet et Hirzel di-

(1) Beschreibung des fünften Nervenpaares und seiner Verbindungen mit anderen Nerven. 1817, p. 66.

(2) Untersuchungen über die Verbindungen der sympatischen Nerven mit Hirnnerven. (*Zeitschrift f. Physiol.* 1^r Bd., 2tes Heft. 1825.

sent avoir vu cette connexion. Bock et Hirzel ont soutenu qu'un ou plusieurs filets nerveux se rendent à l'entonnoir.

» Dans presque toutes mes recherches, les rapports du système nerveux végétatif avec la glande pituitaire ont été un des objets que j'ai eu constamment en vue; *mais je n'ai jamais pu trouver un véritable filet nerveux qui se rendît à la glande pituitaire (nie aber konnte einen wahren Nervenfaden finden, der zum Hirnanhang selbst trat).* Cela peut dépendre de la manière dont j'ai cherché : aussi ne me suis-je pas cru autorisé à nier l'existence d'une connexion entre le système nerveux végétatif et l'hypophyse cérébrale. J'ai cru quelquefois apercevoir qu'un des filets nerveux qui enlacent la carotide interne envoyait des filets à l'infundibulum, comme on vient de le dire tout à l'heure.

» Maintenant, en admettant l'existence d'une connexion de ce genre entre le système nerveux végétatif et l'hypophyse cérébrale, cette dernière appartiendra-t-elle au sympathique ou bien au cerveau? la considérera-t-on, avec Carus, comme le ganglion terminal de ce dernier? Nous ne trancherons point cette question. La structure de cet organe nous paraît trop douteuse pour que nous hasardions une opinion sur sa signification (1). »

M. le professeur Breschet (2) dit avoir vu deux filets nerveux provenant du plexus carotidien, se rendre de chaque côté à la glande pituitaire.

Je vais exposer maintenant le résultat de mes dissections : je ne décrirai rien que je ne puisse faire voir. Je ne crois pas m'être trompé; et comme la dissection de ces parties est assez difficile,

(1) Der Kopftheil des vegetativen Nervensystems. 1834, p. 97 et 98.
(2) *Recherches anat. et phys. sur l'organe de l'ouïe et sur l'audition dans l'homme et les animaux vertébrés.* Paris 1836, in-4; fig.

comme elle exige surtout beaucoup de patience, je prie les anatomistes qui voudront voir par eux-mêmes de ne pas trop se hâter
d'infirmer ou de confirmer les faits que j'annonce.

La glande pituitaire, que nous nommerons désormais *ganglion
céphalique,* est en rapport avec le cerveau ou plutôt avec l'extrémité antérieure du noyau encéphalique, par une tige connue sous le
nom d'infundibulum, qui s'insère immédiatement derrière l'entrecroisement des nerfs optiques, au milieu de ce que l'on peut
considérer comme la base des éminences mamillaires. Cette tige,
à laquelle l'arachnoïde et la pie-mère servent de gaîne, se continue
avec la partie antérieure du ganglion céphalique, et établit,
comme nous le prouverons tout-à-l'heure, un rapport direct entre
le système nerveux de la vie de relation ou animale et celui de
la vie végétative ou avec le système ganglionaire.

Sa forme est celle d'un ellipsoïde aplati d'avant en arrière,
composé de deux portions très inégales. La première offre sur
un sujet mort à environ 12 ans, 0^m, 0115 pour la longueur de
son diamètre transversal, et 0^m,005 pour le diamètre antéro-postérieur. La plus petite portion, ou le lobe postérieur, offre 0^m,0065
transversalement, et 0^m,0025 d'avant en arrière.

La préparation au moyen de laquelle on met en évidence les
filets qui naissent du ganglion céphalique, demande, comme nous
venons de le dire, quelque patience et l'habitude des dissections
un peu délicates, à cause de la mollesse des nerfs que l'on cherche:
elle consiste dans l'enlèvement du cerveau, en séparant les nerfs
aussi près que possible de cet organe, et dans la dissection de la
dure-mère qui tapisse la paroi interne de la fosse moyenne du
crâne et recouvre, en y adhérant intimement, la cinquième, la
sixième et la troisième paires de nerfs, que nous nommons ici

dans l'ordre où ils se présentent en disséquant la dure-mère de dehors en dedans. En continuant cette dissection jusqu'à ce que le ganglion céphalique soit complétement exposé à la vue, on découvre également la sixième paire qui longe la face externe de l'S formé par la carotide interne. Après cela, il faut enlever avec précaution les apophyses clinoïdes antérieure et postérieure, et en faire autant de l'enveloppe que l'arachnoïde forme au ganglion. Il faut bien se garder de prendre pour des filets nerveux quelques-uns des nombreux vaisseaux du sinus caverneux qui recouvrent l'enveloppe du ganglion, et envoient sur la carotide interne plusieurs ramuscules que l'on pourrait d'autant plus facilement confondre avec les filets nerveux du plexus caverneux ou caro-tidien, que les uns et les autres sont aplatis sur la carotide et offrent presque le même aspect. Cependant il est facile, au moyen d'une loupe d'abord et ensuite par les connexions, de distinguer les uns des autres. Les filets par lesquels le ganglion céphalique, ou glande pituitaire, se trouve en rapport avec le système nerveux de la vie organique, naissent des faces antérieure et postérieure du gan-glion, et s'en séparent de chaque côté, pour se porter immédiate-ment, soit en se divisant, soit directement, sur la carotide interne qu'ils embrassent. Plusieurs des filets qui sortent du ganglion cé-phalique s'anastomosent aussi avec le réseau formé par le plexus caverneux proprement dit, et font partie de ces filets nerveux aux-quels on a donné le nom de nerfs mous.

Les filets qui naissent de la face antérieure du ganglion cépha-lique sont les plus volumineux (pl.1, n.3). Ils forment un faisceau qui, mesuré verticalement, a 0^m,002 de diamètre (1), et est formé par

(1) En y comprenant le tissu cellulaire et le tissu fibreux qui sépare les filets nerveux et dont il est à peu près impossible de les débarrasser.

deux troncs principaux. Arrivés près de la carotide interne, au niveau de la concavité de la courbe qu'elle forme pour se rendre au cerveau, ils forment un plexus gangliforme. Un filet qui sort directement du tronc antérieur contourne la face antérieure et externe de la portion de la courbe en question, se divise en deux filets, dont l'un va se rendre dans l'extrémité antérieure du ganglion carotidien, et l'autre dans l'extrémité opposée du même ganglion. Or, ce ganglion donne plusieurs filets à la troisième paire, lesquels, suivant Bock, se rendraient au ganglion ophthalmique. En arrière, il est en rapport avec un autre petit ganglion, que je crois non décrit, qui se trouve entre la face externe de la carotide, au niveau du bord supérieur de la première branche de la cinquième paire, ou la face inférieure de la troisième. En arrière, ce petit ganglion fournit plusieurs filets, dont les uns longent la face externe de la carotide en s'y accolant; les autres vont se réunir à un plexus gangliforme qui se trouve entre la troisième paire et la première branche de la cinquième, et d'où partent deux filets qui se perdent dans la sixième paire. Les autres se rendent dans un véritable ganglion situé sur la face interne de la première branche du trifacial, que nous décrirons plus tard.

Le plexus gangliforme fourni par la réunion des nerfs que fournit antérieurement le ganglion céphalique, envoie sur la concavité de la carotide interne deux filets assez volumineux, qui se divisent immédiatement, et s'anastomosent, d'un côté avec les nerfs mous du plexus caverneux, et de l'autre se continuent avec le filet volumineux que le ganglion cervical supérieur envoie sous la face inférieure et un peu externe de la carotide. On sait que c'est avec ce filet que se continue le nerf vidien inférieur. D'autres filets moins considérables, provenant des faisceaux sus-indiqués, et d'autres bien plus petits qui naissent de la face postérieure du ganglion céphalique, contournent la face postérieure et inférieure de la carotide, et se continuent également avec le nerf que nous venons d'indiquer.

§ 2. *Du ganglion céphalique et de ses connexions dans les oiseaux.*

Dans les oiseaux, comme dans les mammifères, le ganglion céphalique est situé immédiatement derrière l'entrecroisement des nerfs optiques ; mais la direction de son pédicule est horizontale et d'avant en arrière, au lieu d'être verticale. Le point où ce pédicule s'insère offre de chaque côté un renflement géniculé que l'on peut comparer aux éminences mamillaires ; et comme on ne peut douter ici que ces renflements n'appartiennent aux nerfs optiques, c'est une raison de penser que leurs analogues ont la même signification dans les mammifères.

Le pédicule du ganglion a deux millimètres de diamètre dans l'aigle ; on y aperçoit, de la manière la plus évidente, des faisceaux de fibres nerveuses.

Le ganglion céphalique de l'aigle est, comme celui des mammifères, composé de deux portions placées l'une au-devant de l'autre ; mais avec cette différence que dans les mammifères c'est la portion ou le lobe antérieur qui est de beaucoup le plus volumineux, se trouve ici égaler à peine le lobe postérieur. Enfin, la substance de ce dernier est plus grise que celle de l'autre qui est aussi plus molle.

Les faisceaux nerveux que l'on aperçoit dans le pédicule, étant arrivés à la base du lobe antérieur, entrent dans un tissu ganglio-

naire, d'où sort à droite et à gauche un tronc nerveux qui se rend
sur la concavité de la courbe que la carotide interne forme en
cet endroit, pour se rendre au cerveau. Je remarque, en les étudiant avec soin, que les fibres que je décris dans le pédicule,
forment deux faisceaux latéraux, séparés par une substance grise,
très molle. Ces faisceaux nerveux sont blancs : de leur bord interne
s'élève une petite bandelette de substance blanche qui contourne
la face antérieure et supérieure de la petite masse ganglionaire
qui fournit les deux *nerfs carotidiens antérieurs* ; c'est ainsi que
je nommerai les nerfs que j'ai dit sortir des parties latérales du
lobe antérieur. Cette bandelette, où l'on n'aperçoit plus de fibres,
se porte en haut, puis elle se courbe doucement en dedans, et
forme une arcade avec celle du côté opposé. Mais cet aspect en
arcade me semble commun à toute la substance nerveuse du lobe
antérieur du ganglion céphalique. Il faut en excepter cependant
une couche périphérique dont l'épaisseur égale environ le quart
de celle du ganglion, où l'on n'aperçoit aucune direction déterminée dans la substance nerveuse qui la compose. Elle reçoit,
comme le reste de l'organe dont il s'agit, un assez grand nombre de filets
artériels qu'une injection fine m'a permis de bien voir, et communique avec la substance en arcade par de nombreux prolongements
nerveux. C'est principalement de la couche externe que semblent sortir les filets nombreux qui s'unissent d'arrière en avant,
dans le moteur oculaire commun, et ceux qui vont former au-
dessous de ce même nerf un plexus de nerfs mous analogue au
plexus caverneux. La quatrième, la cinquième et la sixième paires
reçoivent évidemment des filets provenant de ce plexus, ou directement du ganglion céphalique lui-même.

Le lobe postérieur du ganglion fournit de très nombreux filets mous qui forment sur le confluent des carotides internes un réseau à mailles fines qui communique avec les divisions du filet du ganglion cervical supérieur qui accompagne la carotide en s'accolant à sa face externe et inférieure.

J'ai eu l'occasion d'étudier les rapports du ganglion céphalique dans l'autruche ; ils ne m'ont offert d'autre différence que celle d'un volume plus considérable dans les filets nerveux principaux.

§ 3. *Ganglion céphalique des reptiles et des poissons.*

Je ne doute nullement que les mêmes rapports n'existent entre le ganglion céphalique des reptiles et des poissons et le reste de leur système nerveux organique et animal. La sixième paire et la branche ophthalmique dans le caïman reçoivent évidemment des filets de ce ganglion, que je n'ai pas encore étudié dans les poissons.

§ 4. *Connexions du ganglion cervical supérieur avec les ganglions céphaliques.*

(A) *Dans les mammifères*, ces connexions sont connues, excepté celles qui existent entre ces ganglions et le ganglion céphalique. Il est encore une petite masse de matière grise ou un ganglion de la cinquième paire, située sur la face interne du tronc du nerf maxillaire inférieur, au niveau de sa sortie du trou ovale, qui n'a pas été décrite. Ce ganglion, que nous avons d'abord aperçu sur l'homme, en cherchant le ganglion

— 46 —

d'Arnold, puis sur un macaque, et enfin sur l'éléphant des
Indes, est en rapport par plusieurs filets avec le ganglion semi-
lunaire. Ces filets, aussi bien que plusieurs autres au moyen desquels il est en connexion avec toutes les branches du nerf
maxillaire inférieur, se rendent ou convergent vers sa cir-
conférence, et peuvent ensuite se suivre pendant quelques instants sur la surface du ganglion. Sa forme est celle d'un ovale allongé; il a 22 millimètres de long sur 15 de large, dans l'éléphant.
Son épaisseur est peu considérable : elle surpasse à peine 2 millimètres vers son centre, où elle est le plus considérable. Il communique par des faisceaux volumineux qui contournent l'artère
maxillaire interne; avec le ganglion d'Arnold qui, dans l'éléphant
des Indes, a 18 millimètres dans son plus grand diamètre et 12
dans l'autre. Ces deux ganglions, éloignés l'un de l'autre par un
espace de 0^m,045, envoient l'un et l'autre de nombreux filets à
l'artère maxillaire interne et ses divisions, et nous sommes persuadé
que telle est la principale destination des filets qui en naissent

Le *ganglion maxillaire inférieur*, c'est ainsi que l'on peut nommer le ganglion que nous venons de décrire, offre les mêmes rapports dans la plupart des mammifères, et a été plus d'une fois pris
pour le ganglion d'Arnold.

(B) *Dans les oiseaux*, je n'ai rencontré d'analogue aux ganglions
en question que le sphéno-palatin.

Ce ganglion, facile à voir dans l'aigle, est situé entre la face interne de la seconde branche de la cinquième paire et la paroi externe du tympan; il a environ un millimètre et demi de diamètre.
Il en naît trois filets: l'un se rend au maxillaire inférieur; le second
à la branche sous-orbitaire du maxillaire supérieur, en se joignant

à ce que l'on peut nommer le nerf vidien , et le troisième qui est le plus petit, se porte d'avant en arrière, en s'unissant à ce dernier nerf et va se perdre dans la septième paire peu avant sa sortie de l'aqueduc de Fallope. — Ce filet est pour nous l'analogue du nerf pétreux superficiel.

(C *Dans les reptiles*, non plus que dans les poissons, je ne puis affirmer avoir rencontré les ganglions de la cinquième paire qui la mettent en rapport avec le système nerveux organique ; mais les filets qui naissent ordinairement de ces ganglions existent , ce qui annonce déjà une dégradation du système nerveux de la vie animale. Ceci est une hypothèse que les recherches d'Ehrenberg, de Remack, de Burdach fils, de Muller et les nôtres rendent de plus en plus probable. Je vais en quelques mots indiquer les connexions de ces filets, en les reprenant dans les oiseaux.

Nous venons de dire que de la branche sous-orbitaire du nerf maxillaire supérieur de l'aigle, partait un filet nerveux double : c'est celui que nous avons à décrire. Mais afin de nous faire mieux comprendre, nous croyons devoir donner en même temps quelques détails sur la marche et les rapports de leur nerf facial.

Dans les oiseaux, le conduit auditif interne n'existe pas ; ce qui fait que les nerfs auditifs et le facial sortent de la cavité encéphalique sans s'être divisés , les uns pour pénétrer dans les ampoules du labyrinthe membraneux, l'autre dans un canal analogue à l'aqueduc de Fallope.

Dans l'aigle commun, en entrant dans le canal que nous venons d'indiquer, le facial a trois quarts de millimètre de diamètre ; il parcourt, de dedans en dehors, la paroi supérieure de la cavité du tympan, en longeant la paroi externe et antérieure du limaçon, dans une étendue de 3 millimètres ; puis, se dirigeant obliquement d'avant en arrière, et toujours de dedans en dehors, il passe obliquement sur la columelle, à 3 millim. de l'extrémité interne de cet osselet, et à 2 millim, de la carotide externe, vers laquelle il se dirige et qu'il coupe sous un angle très aigu. En passant par-dessus, il donne en dehors naissance à la corde du tympan, donne un filet très grêle, puis se distribue au digastrique et aux muscles analogues aux muscles stylo-pharyngien, stylo-hyoïdien et stylo-glosse.

Dans le trajet que nous venons de parcourir, le nerf facial envoie ou reçoit quelques filets nerveux, et se trouve en contact avec d'autres : 1° à son entrée dans l'aqueduc, il reçoit un filet du nerf du limaçon; 2° il se renfle et donne presque aussitôt naissance à un filet qui descend le long de la paroi interne de la caisse du tympan, se porte d'arrière en avant, parvient sur la carotide interne où il s'anastomose avec un nerf qui doit son origine au glosso-pharyngien et au ganglion cervical supérieur. C'est l'analogue de l'anastomose de Jacobson , et c'est le prolongement de ce filet nerveux qui s'unit au rameau nasal, ou plutôt ethmoïdal de la cinquième paire, que M. Schlemm a pris pour l'analogue du nerf vidien. Avant de passer sur la columelle, le nerf facial reçoit de la deuxième branche de la cinquième paire le filet que nous avons nommé nerf pétreux superficiel. Un peu plus en arrière, placé sur la carotide externe et sous le sinus de la veine jugulaire, le facial se trouve recouvert par quatre filets nerveux, provenant du glosso-pharyngien et du ganglion cervical supérieur, et recouvre un autre filet provenant de ce même ganglion. (Voy. pl. 3.)

La corde du tympan de l'aigle, située comme dans l'homme et les mammifères, dans l'épaisseur de la membrane qui tapisse la paroi supérieure de la cavité du tympan, se dirige obliquement d'arrière en avant, de dedans en dehors, et de haut en bas. Arrivée

au-dessus de la columelle, elle donne par sa face interne plusieurs
filets qui vont presque aussitôt se perdre dans deux petits ganglions. Ces derniers, placés ainsi entre la corde du tympan et la
carotide externe, donnent naissance à plusieurs filets nerveux qui
vont, les uns s'anastomoser avec le plexus que le sympathique
forme sur la carotide, les autres former un plexus gangliforme
situé près de la partie postérieure externe du plexus artériel que
nous avons découvert entre les deux divisions de l'artère qui, dans
cet endroit, pourrait prendre le nom de maxillaire supérieure. L'usage de ce plexus artériel ne nous est point connu. Le tronc artériel
qui fournit les artères choroïdiennes, etc., en sort; il fournit aussi aux
deux paupières et à la glande qui se trouve dans l'inférieure. Le
plexus gangliforme que nous venons d'indiquer distribue le plus
grand nombre de ses filets à ce plexus artériel. Est-il permis de voir
dans ce ganglion l'analogue du ganglion du nerf maxillaire inférieur
nommé otique par Arnold. — En dehors, la corde du tympan envoie au moins deux filets à la membrane muqueuse du tympan ;
d'autres se rendent sur le manche du marteau, à peu de distance
de son insertion à la membrane de la caisse, et forment dans ce poin
un petit renflement gangliforme. (Voy. pl. 3.)

Dans le crocodile (*crocodilus lucius*) le facial semble se détacher
de la partie inférieure du filet volumineux et court de la huitième
paire qui se rend au limaçon. Il se renfle en cet endroit, et donne
naissance à un filet qui se porte d'arrière en avant, au-dessus de
l'origine du trifacial. Ensuite, se dirigeant obliquement d'avant en
arrière, il passe sur la columelle, ou osselet du tympan, à 2 millimètres de son extrémité interne et à 7 millimètres de l'externe.
A 4 millimètres de cette intersection, il émet un filet qui se porte
de dedans en dehors, et s'avance d'arrière en avant, que nous

croyons être l'analogue de la corde du tympan ; puis le facial passe sur une artère analogue à la carotide externe des oiseaux, et sous un nerf considérable qui va du renflement gangliforme du trifacial au ganglion cervical supérieur ; c'est donc le nerf vidien. Quant au nerf facial, il se rend aux muscles de la mâchoire inférieure et s'y distribue.

Dans les poissons, les rapports que nous venons de décrire entre la cinquième paire et le système ganglionaire existent également. Nous avons déjà fait connaître leur nerf facial et indiqué le double filet nerveux qui, partant du ganglion de la cinquième paire, se rend au renflement que présentent le pneumogastrique et l'analogue du glosso-pharyngien. Or, ce renflement communique directement avec leur système nerveux organique, ou même en fait partie.

D'après ce qui précède, il est démontré que les différentes parties du système nerveux organique communiquent directement les unes avec les autres; qu'il en est de même du système nerveux de la vie de relation, et que par conséquent, si les connexions que nous avons décrites constituaient de véritables anastomoses, le système nerveux de la vie animale serait en apparence un par sa périphérie comme par son centre, et qu'il en serait de même du système nerveux de la vie organique. Mais, encore une fois, on sait que nulle part il n'existe de véritables anastomoses entre les nerfs proprement dits. Comment donc s'établissent les rapports qui existent entre les nerfs sensitifs et locomoteurs? que doit-on entendre par cette expression si souvent mise en usage dans la physiologie médicale, *sympathie?* Nous allons dire quelques mots en réponse à ces questions dans la section suivante.

IVᵉ SECTION.

DES RAPPORTS PHYSIOLOGIQUES QUI EXISTENT ENTRE LE SYSTÈME NERVEUX
DE LA VIE ANIMALE ET CELUI DE LA VIE ORGANIQUE.

Il est évident que pour comprendre les rapports, c'est-à-dire la
ressemblance ou la différence qui existent entre les fonctions de
deux organes et de deux parties d'un même appareil ou d'appareils différents, il est indispensable de connaître, aussi exactement
que possible, la structure de ces mêmes organes et leurs connexions
anatomiques. Dans ce qui précède, nous avons essayé de donner
une esquisse, autant que nous l'avons pu exacte, des connexions
qui existent entre la portion périphérique du système nerveux ;
mais ces données sont nécessairement insuffisantes pour aborder la
question qui nous occupe. Il ne nous suffirait même pas de connaître les rapports anatomiques qui existent entre les différentes
parties du cerveau ; il nous faudrait pouvoir suivre chaque espèce
de nerf jusqu'au point où se termine le nerf sensitif et où commence le nerf moteur ; il nous faudrait encore savoir quelle modification le filet nerveux éprouve en passant à travers un ganglion.
Ces problèmes anatomiques sont à résoudre, ou du moins très incomplétement résolus. Cependant nous croyons utile d'exposer
rapidement les résultats que l'on a obtenus pour en trouver la solution. Ces résultats aideront à en trouver d'autres. Nous allons
donc faire connaître : 1° les rapports qui existent entre les différentes parties du cerveau ; 2° quelle est la structure des ganglions

et quelles sont les différences que l'étude microscopique du système nerveux nous a fait découvrir entre les différentes espèces de nerfs ; 3° les principales expériences au moyen desquelles la différence qui existe entre les fonctions des différentes parties du système nerveux a été démontrée.

CHAPITRE I.

Des rapports qui existent entre les différentes parties du cerveau.

Malgré les nombreuses recherches dont le cerveau a été le sujet depuis Gall, dont le principal mérite a été de remettre les anatomistes sur la voie que Willis et Vieussens avaient déjà parcourue d'une manière distinguée, on peut dire que la structure physiologique du plus important de nos organes est encore à étudier. Certes, la science doit beaucoup aux travaux des Vicq-d'Azyr, des Wenzel, des Reil, des Treviranus, des Tiedemann, des Rolando ; et nous sommes certain que notre honorable et consciencieux confrère, le docteur F. Leuret, ne restera pas au-dessous des espérances qu'il a fait naître. Quels que soient les résultats de ses longues et patientes recherches, quand même après lui tout ne serait pas dit sur cette structure si difficile à démêler, nous sommes sûr de leur grande valeur : et nous sommes persuadé que l'impatience avec laquelle nous attendons la fin de sa publication, est partagée par tous les anatomistes.

Nous considérons le cerveau, ou l'encéphale, comme *un centre vers lequel convergent tous les nerfs des sens, et d'où partent tous*

les nerfs moteurs soumis à la volonté. Si cette définition est juste,
les renflements de volume variable, que présentent les différentes
parties de l'encéphale des animaux vertébrés, ne sont autre chose
qu'un épanouissement plus ou moins considérable de l'extrémité
centrale de ces deux espèces de nerfs, plus une ou plusieurs
substances intermédiaires.

Cette définition nous paraît importante, parce qu'elle fournit
le moyen d'assigner une signification non variable aux parties que
l'on saura être formées par la convergence ou la conjugaison de tels
ou tels faisceaux nerveux, ou de tels ou tels nerfs. Ne doit-on
pas, en effet, être surpris d'entendre de grands anatomistes discu-
ter en présence d'un cerveau de poisson, de reptile ou d'oiseau,
pour savoir quelle paire de renflements doit être décorée plus spécialement du titre de cerveau, ou considérée comme analogue aux
lobes antérieurs des mammifères ; quelle autre, du nom de couches
ou lobes optiques, etc.; avant d'avoir essayé de s'entendre sur la
valeur des mots qu'ils emploient ; car remarquez bien que la question en litige n'est pas, pour les auteurs dont nous parlons, une
question anatomique. Ainsi, quand on se demande si les lobes antérieurs du cerveau des poissons sont analogues aux lobes antérieurs
du cerveau des mammifères, on ne se demande pas si les lobes antérieurs des uns sont formés par le développement de parties analogues ; ce qui serait fort rationnel : non ; considérant ces lobes antérieurs comme quelque chose d'indéfinissable, on se demande si,
d'après leur volume, leur forme et leur position, ils se retrouvent
ou non, ou s'ils ont des analogues dans les renflements gangliformes de l'encéphale des vertébrés inférieurs. Nous croyons qu'en
admettant la définition que nous proposons, qui, du reste, n'est que
l'expression d'idées déjà exprimées, mais d'une manière confuse,

la question se trouve clairement posée, parce qu'elle est anatomiquement et physiologiquement présentée, et que par conséquent
elle devient susceptible d'une réponse claire et positive.

On divise ordinairement le cerveau en hémisphères, en cervelet
et en *moelle allongée* ou *mésencéphale*.

Les *hémisphères* se subdivisent en lobes. Chaque hémisphère est
composé d'un lobe antérieur et d'un lobe postérieur. Le premier est
séparé du second par un enfoncement, une scissure dirigée de bas
en haut et d'avant en arrière : on la nomme scissure de Sylvius.
Les bords de cette scissure sont formés par ce que l'on nomme circonvolutions. Celles-ci se remarquent à la surface des lobes antérieurs de l'encéphale et du cervelet du plus grand nombre des
mammifères ; les *insectivores*, les *rongeurs*, plusieurs marsupiaux
et édentés, les ornitadelphes, n'ont que peu ou point de circonvolutions aux lobes cérébraux, et chez eux la scissure est peu marquée. Les circonvolutions du cervelet persistent jusque chez quelques poissons, bien qu'à partir des oiseaux cette portion de l'encéphale soit à peu près réduite à la partie médiane. Les circonvolutions ne sont autre chose que des saillies et des dépressions alter-
natives dues peut-être à la manière dont se fait l'épanouissement
de l'extrémité centrale des nerfs, et peut-être aussi à la disposition
des ramifications artérielles. C'est une idée qui est déjà entrée dans
l'esprit de plus d'un anatomiste. Vicq-d'Azyr s'était déjà aperçu que
la circonvolution, que l'on peut suivre de la partie inférieure et interne du lobe antérieur au-dessus du corps calleux, et qui se continue avec le pied d'hippocampe vers l'extrémité antérieure et inférieure du lobe postérieur, était constante dans l'homme et la plupart des mammifères ; mais c'est aux travaux de Treviranus, de
Rolando et de Leuret, que nous devons la connaissance des rap-

ports constants de nombre, de position et de connexion que présentent ces circonvolutions; connaissance qui n'aurait pas dû manquer aux soi-disant phrénologistes, car elle leur aurait peut-être sauvé bien des erreurs. En effet, s'ils eussent persisté à faire des organes des parties plus ou moins saillantes des lobes cérébraux, il est probable qu'ils auraient tâché de classer ces prétendus organes d'après le nombre et l'arrangement des circonvolutions, et qu'ils auraient ainsi évité l'inconvénient de placer les organes de facultés différentes dans un bout de la même circonvolution, ou, ce qui est pis encore, là où il n'y a point de circonvolution du tout. Nous demandons pardon à nos lecteurs d'avoir arrêté un seul instant leur attention sur une prétendue science dont les maîtres trahissent l'ignorance la plus complette des éléments des deux sciences qui devraient servir de fondement à la leur, l'anatomie comparée et la physiologie (1).

Si de cet examen superficiel des lobes cérébraux des mammifères et de leurs circonvolutions, nous passons à celui des parties qui se laissent apercevoir en écartant ces mêmes lobes, nous verrons que, séparés extérieurement sur la ligne médiane, les deux hémisphères sont réunis plus profondément par ce que l'on nomme corps calleux ; c'est la plus grande commissure ou la connexion médiane la plus développée que présente l'encéphale des vertébrés supérieurs.

Si nous suivons dans la série des Vertébrés les modifications du corps calleux, nous le verrons diminuer d'avant en arrière des

(1) Consultez sur cette question l'ouvrage de M. le docteur F. Leuret (*Anatomie comparée du système nerveux*. Paris, 18'9, t. 1er, in-8); et, sous le point de vue métaphysique, celui de M. l'abbé Forichon (*le Matérialisme et la Phrénologie combattus dans leurs fondements*. Paris, 1840).

auimaux dont l'encéphale ressemble le plus à celui de l'homme à ceux où il ressemble le plus à célui du reptile ou du poisson. Ce qui veut dire que dans les dernières classes de vertébrés, le corps calleux, comme commissure entre les lobules antérieurs, n'existe réellement pas, ce que nous prouverons tout à l'heure en disant ce que c'est que le corps calleux.

Si l'on écarte les bords de la scissure de Sylvius, on découvre un certain nombre de circonvolutions qui, partant d'un point commun, vont en s'irradiant de bas en haut et d'avant en arrière. L'ensemble de ces circonvolutions présente une surface convexe que Rolando a nommée *isle*, qui correspond à la face externe du corps strié.

Cervelet. Le cervelet vu en dessus, présente deux parties latérales et une moyenne : les premières portent le nom de lobes, et l'autre celui de corps vermiforme. Ce dernier peut être considéré comme la partie la plus essentielle du cervelet, puisque l'on voit les deux masses latérales diminuer peu à peu, et disparaître enfin complétement dans les oiseaux, tandis que le corps vermiforme persiste jusque dans un grand nombre de poissons.

Outre les lobes latéraux du cervelet, il existe deux autres petits lobules que Vicq-d'Azyr a nommés lobes du nerf vague (1). Ces lobules sont en effet tout près de ce nerf, mais je crois qu'ils n'ont aucune connexion avec lui.

Nous venons de dire que les parties latérales du cervelet diminuent considérablement en passant des animaux où les lobes antérieurs ont des circonvolutions bien marquées à ceux où elles disparaissent, ou des carnivores, des pachidermes, des ruminants et

(1) *OEuvres*, Paris, 1805, t. VI, p. 115.

des cétacées , aux marsupiaux, aux insectivores, aux rongeurs, aux édentés et aux ornithodelphes; il n'en est pas ainsi des lobules dont nous parlons : ils persistent et finissent par former à eux seuls les masses latérales du cervelet des oiseaux, et le cervelet tout entier de plusieurs reptiles et de plusieurs poissons. Cuvier avait déjà fait la remarque que chez plusieurs poissons le cervelet semblait n'être qu'un ganglion donnant naissance au pneumogastrique.

Les hémisphères ou la coque de l'encéphale de Tréviranus ne sont qu'un épanouissement des faisceaux nerveux qui traversent les divers renflements ou ganglions dont se compose la partie centrale ou le noyau du cerveau, ou qui en naissent. La composition de ce noyau est semblable dans tous les vertébrés : chez tous on trouve, en procédant d'avant en arrière, 1⁰ les corps striés ; 2o les couches optiques ; 3o les tubercules quadrijumeaux ou bijumeaux; car c'est à une dépression transversale que ces tubercules présentent dans les vertébrés supérieurs, qui diminue dans les ruminants, dans les marsupiaux , les insectivores, les rongeurs , et disparaît presque entièrement dans les oiseaux , et surtout dans les deux dernières classes de vertébrés , que ces tubercules doivent le nom de tubercules quadrijumeaux. Devant ces tubercules, et sur la ligne médiane , se trouve la glande pinéale qui se continue par deux petits pédoncules lsquel contournent le bord supérieur [de la face interne des couches optiques. La glande peut disparaître, mais l'entrecroisement qu'elle représente persiste.

Les pédoncules antérieurs du cervelet semblent naître au-dessous des tubercules quadrijumeaux. Vient ensuite une légère saillie d'où sortent des fibres dont les unes ont une direction verticale, les autres une direction oblique d'arrière en avant, et de bas en haut :

les unes et les autres se rendent au cervelet; c'est le pédoncule moyen. Quelques faisceaux nerveux quittent le bord supérieur et interne de l'extrémité postérieure de la moelle allongée; leur direction est oblique de dedans en dehors et d'arrière en avant; en se réunissant ils forment le pédoncule postérieur du cervelet que l'on a nommé aussi corps restiforme.

Inférieurement et en avant, sur la ligne médiane, immédiatement derrière l'entrecroisement des nerfs optiques, se touve un petit tubercule, aplati d'avant en arrière, fixé à ce que l'on nomme lame criblée, par un pédicule dont la longueur varie. C'est la glande pituitaire des auteurs, que nous avons nommée ganglion céphalique (?); son pédicule a reçu le nom d'*infundibulum*. A quelques millimètres de l'insertion de ce dernier à la lame criblée, se trouvent deux petits corps pisiformes, nommés corps mamillaires par Haller, *eminentia albicantia* par Santorini et autres. En dehors et un peu en avant, s'aperçoivent dans l'homme et dans quelques mammifères, deux légères saillies; a environ un centimètre plus en arrière, un renflement un bourrelet très développé, mais ne consistant dans les poissons que dans l'entrecroisement de quelques fibres nerveuses qui se rendent au cervelet; c'est le pont de Varole, le mésocéphale de Chaussier, la protubérance annulaire, le grand renflement cérébral de Gall. Un peu en arrière de la protubérance annulaire, et sur les côtés de la moelle allongée, s'aperçoivent, dans l'homme, deux autres saillies ; ce sont les corps olivaires (1). Les deux gros faisceaux qui s'aperçoivent entre le bord antérieur de la protubérance annulaire,

______

(1) Rolando pense qu'un amas de substance grise que l'on rencontre dans les pédoncules du cervelet de plusieurs mammifères peuvent avoir de l'analogie avec les corps olivaires.

les corps mamillaires et le bord postérieur des troncs optiques, se nomment pédoncules cérébraux.

Ventricules. Les différentes parties que nous venons d'énumérer, excepté le ganglion céphalique et le corps pinéal ou coniforme, sont paires, et l'encéphale peut être considéré comme le résultat de leur rapprochement, de leur accollement et de leur entrecroisement. Dans plusieurs endroits, dont l'étendue varie dans les différentes espèces de la série, il n'y a que rapprochement des parties semblables ou similaires; l'espace qui les sépare, divisé, circonscrit de différentes manières, constitue ce que l'on nomme ventricules. On donne le nom de *commissures* aux faisceaux nerveux qui passent d'une moitié de l'encéphale à l'autre. Nous allons donner une idée des uns et des autres, afin de remettre l'esprit du lecteur en présence de rapports qui s'oublient facilement, et dont le souvenir est indispensable pour l'intelligence de ce que nous dirons des connexions des différentes parties de l'encéphale et des nerfs qui s'y rendent ou en partent.

Ventricules latéraux. Nous avons déjà dit qu'en écartant les hémisphères cérébraux, on aperçoit une surface blanche sur les parties latérales de laquelle s'avance la circonvolution circulaire : c'est le corps calleux, que nous considérons comme la *grande commissure des lobes antérieurs* (1). Antérieurement et du milieu de sa face inférieure, partent deux feuillets très minces, dont la hauteur et la longueur sont proportionnelles au développement, suivant les mêmes directions, des hémisphères cérébraux. Ces deux feuillets si minces qu'ils ont reçu le nom de *septum lucidum,* ne sont que rapprochés et forment par conséquent un ventricule auquel on ne con-

---

(1) M. Owen a découvert que le corps calleux tend déjà dans les *marsupiaux* à se confondre avec la voûte. Voy. *Philosoph. Transact.*, London, 1837.

naît pas encore d'issue. Ils s'insèrent à la face supérieure de la
voûte à trois piliers, à laquelle nous donnons le nom de grande
commissure postérieure des hémisphères. En arrière et latéralement,
les bords ou parties latérales de la voûte se continuent avec la toile
choroïdienne et les plexus choroïdes qui s'insèrent sur le bord interne
des corps striés, à ce que l'on nomme bandelette demi-circulaire, et
ensuite aux corps frangés qui la continuent dans le lobe postérieur et
inférieur. D'après cela, la voûte des ventricules latéraux est formée
par le corps calleux ou grande commissure des lobes antérieurs,
leur aire par la face supérieure des corps striés et par la face supérieure de la voûte; leur paroi interne, par le *septum lucidum*, et
leur paroi externe par la face interne des circonvolutions qui bor-
dent extérieurement les corps striés. Il est évident, d'après ces dis-
positions, que la toile choroïdienne et les plexus qui la continuent,
séparent les ventricules latéraux du ventricule moyen; et c'est parce
que l'on déchire presque toujours cette cloison si mince, que les
anatomistes ont presque tous placé les couches optiques dans les
ventricules latéraux où elles ne sont pas.

Les ventricules latéraux se continuent en avant et en arrière. Ces
prolongements ont reçu, à cause de leur courbure, le nom de cornes.
L'antérieur se courbe en bas et en dehors, de manière à s'adapter
à la courbure du corps strié. La corne postérieure se bifurque dans
l'homme et dans quelques singes; c'est-à-dire que quelques faisceaux longitudinaux de la voûte ou grande commissure du lobe
postérieur vont se porter dans une portion de circonvolution qui
a reçu le singulier nom d'ergot, et que l'on a considéré la convexité
de cette circonvolution comme faisant partie de l'aire des ventricules latéraux. L'autre portion de cette corne, la seule qui mérite
cette épithète, se dirige de haut en bas et d'arrière en avant : ell'

est formée par la corne d'Ammon qui contient une circonvolution nommée pied d'Hippocampe, dans laquelle se rend presque en entier le faisceau nommé pilier postérieur de la voûte.

Ventricule moyen ou 3° *ventricule*. On appelle ainsi l'espace compris entre la voûte dite à trois piliers ou grande commissure des lobes postérieurs , la toile choroïdienne , la surface externe et interne des couches optiques ; la face postérieure des piliers antérieurs de la voûte , la face supérieure de la lame criblée et la face antérieure des tubercules quadrijumeaux. Le troisième ventricule se prolonge jusque dans la glande pituitaire. Si cela est difficile à constater dans l'homme, rien n'est plus facile dans les mammifères supérieurs, le chien, par exemple.

4° *Ventricule.* C'est l'espace compris entre la face supérieure de la moelle allongée, la face inférieure du cervelet et la face postérieure des tubercules quadrijumeaux. Ce ventricule communique avec le troisième au moyen d'un canal situé au-dessous des tubercules quadrijumeaux. On l'a nommé aqueduc de Sylvius à tort; car il était connu de Galien qui nous a laissé une description fort complète du cerveau étudié ainsi en masse.

Avant d'essayer de remplir le but que nous nous sommes proposé dans ce chapitre, c'est-à-dire de donner une idée générale des connexions des différentes parties dont se compose l'encéphale, il nous reste à faire connaître celles qui existent entre ces mêmes parties et les nerfs qui s'y rendent ou qui en naissent.

Nous étudierons de suite ces connexions dans la série animale. Si la définition que nous avons donnée de l'encéphale est exacte , cette étude devra nous conduire directement à la connaissance des connexions des différentes parties du cerveau, et par conséquent à leur signification.

§ 1. *Des connexions des nerfs encéphaliques avec l'encéphale.*

Il suffit de la moindre réflexion pour se convaincre que la division de ces nerfs en huit, neuf, dix ou douze paires, est toute arbitraire, et ne repose par conséquent sur aucune déduction scientifique. Les questions débattues par quelques anatomistes sur l'origine des nerfs, ne sont pas mieux fondées; ainsi, on s'est beaucoup occupé de savoir si le cerveau produisait la moelle épinière et les nerfs, ou si les nerfs et la moelle épinière engendraient le cerveau.

La pathologie, la tératologie et l'embryogénie ont prouvé que toutes les parties du système nerveux peuvent se développer indépendamment les unes des autres. Il ne peut y avoir de doute à cet égard, surtout pour ce qui regarde le système nerveux de la vie de relation. Il serait à désirer que les tératologistes étendissent leurs recherches d'une manière plus scrupuleuse qu'ils ne l'ont fait au système nerveux végétatif.

Nous ignorons quel est celui des anatomistes modernes qui a remplacé l'expression de conjugaison dont se servaient les anciens, par celle de paire de nerfs ; mais cette substitution d'un mot à la place d'un autre n'indique pas que l'auteur fût plus avancé que ses prédécesseurs sur la connaissance des connexions qui existent entre les nerfs et le cerveau. Combien doit-on admettre de conjugaisons nerveuses? doit-on dire, avec notre savant maître M. de Blainville, que leur nombre est subordonné au nombre des vertèbres céphaliques ? La question ne pourra être définitivement jugée d'ici longtemps. Si nous ne nous trompons, le premier usage de la colonne

vertébrale est de servir d'enveloppe à l'encéphale et au cordon rachidien et d'insertion à l'appareil locomoteur. La vertèbre primitive
n'est donc qu'un segment de tube; la quantité variable de sels
calcaires et autres qui se déposent dans ses parois, les saillies qui
apparaissent à sa surface, constituent un ordre de faits subordonné à l'exposant vital de chaque forme animale, et par conséquent à l'activité du système nerveux central. Ce serait donc le
nombre des conjugaisons nerveuses qui déterminerait le nombre
des vertèbres. Nous espérons que la connaissance des connexions
des nerfs avec les parties centrales de l'encéphale pourra contribuer à la solution de cette question.

A. *Du nerf olfactif.* Suivant Tyson, Hunter, Serres, Otto, Rudolphi, Tiedemann, ce nerf n'existe point chez les cétacés : de Blainville, Jacobson, Treviranus, Baer et Mayer affirment l'avoir trouvé.
Desmoulins et Roussel de Vauzème disent aussi avoir rencontré
un nerf olfactif dans la baleine; tandis que Rudolphi dit n'avoir
trouvé aucune trace de nerf olfactif dans le *Balœna mysticetus*, non
plus que dans le Narval et le Dauphin (1). C'est en vain que nous
avons nous-même cherché ce nerf avec beaucoup de soin sur le
marsouin.

M. de Blainville est le premier qui ait annoncé, d'une manière
bien positive, que ce que l'on nomme nerf olfactif doit être considéré comme un lobule de l'encéphale. Dans l'homme, ce lobule est très peu développé; mais il a un volume considérable
dans les carnassiers et les ruminants. Les véritables nerfs olfactifs
naissent de sa face inférieure ; c'est la seule partie du lobule olfac-

(1) *Die Cetaceen zoologisch-anatomisch dargestellt von.* Rapp. 1837, s.
106-107.

tif qui ne soit que peu ou point recouverte d'une couche de substance grise. Si l'on suit les filets olfactifs de la périphérie au centre, ou de l'extrémité du lobule vers les parties centrales de l'encéphale, on voit qu'ils forment déjà, dans le lobule olfactif, plusieurs faisceaux : dans l'homme on en distingue facilement deux ou trois. Parvenus à la base du lobule, ces faisceaux rencontrent un renflement qui donne naissance à trois faisceaux (dans l'homme et les mammifères supérieurs), nommés racines du nerf olfactif.

Ces racines sont en connexion avec l'aire criblée et elles se continuent directement avec la commissure antérieure, connexion qui, au rapport de Rolando qui l'a également observée et décrite, a été publiée pour la première fois par M. de Blainville et que nous avons aussi observée. Or, la commissure antérieure est en connexion directe avec les pyramides antérieures; cette commissure antérieure ne pourrait-elle pas être considérée comme analogue au nerf moteur de cette conjugaison?

D'un autre côté, il est évident que les faisceaux olfactifs sont en connexion avec le plexus de filets gris qui se trouve sur la face inférieure des corps striés, et que, comme l'a dit Rolando, l'épanouissement de ce nerf se continue directement avec le lobe postérieur des mammifères.

Les lobules olfactifs des trois dernières classes de vertébrés contiennent des faisceaux blancs nerveux, mêlés à une quantité variable de substance grise et de substance médullaire.

Si l'on suit avec attention les faisceaux olfactifs des oiseaux, des reptiles et des poissons, on leur reconnaît des connexions analogues à celles des mêmes nerfs dans les vertébrés supérieurs.

Du nerf optique. Personne n'ignore les connexions qui existent

entre les nerfs optiques, les tubercules quadrijumeaux et les couches optiques. Rolando ne croit pas cependant que les tubercules
bijumeaux, comme il les appelle, aient aucun rapport avec les
nerfs optiques; mais nous avons suivi ces nerfs dans les renflements géniculés et les tubercules quadrijumeaux, et ces résultats
sont tout à fait d'accord avec les expériences de M. Flourens. Nous
nous sommes également assuré que des filets provenant des nerfs
optiques, traversent les corps striés pour aller ensuite s'épanouir
dans les circonvolutions. Ce qui n'empêche point que plusieurs
autres filets des mêmes nerfs ne se terminent dans quelques-uns
des ganglions que nous venons de nommer.

Il est d'autres connexions entre les nerfs optiques et plusieurs
parties de l'encéphale qui me semblent avoir échappé à l'attention
des anatomistes. Ce sont celles qui existent entre les nerfs optiques et
les prétendues racines des nerfs olfactifs, la base du pédoncule de la
glande pituitaire ou ganglion céphalique, les corps mammillaires et
leurs prolongements connus sous le nom de piliers antérieurs de la
voûte, les faces externe et inférieure des corps striés, et enfin celles
qui existent entre le tronc optique et la face externe et inférieure
des pédoncules cérébraux. Cette dernière connexion a lieu au
moyen de trois à quatre faisceaux qui sortent du bord inférieur
du tronc optique, et qui pénètrent immédiatement dans les pédoncules par leur face externe et inférieure.

M. le professeur Serres a déjà signalé cette dernière connexion
dans les trois dernières classes de vertébrés, dans les poissons surtout; mais il ne paraît pas l'avoir observée dans les mammifères.
Quant aux autres connexions, elles se retrouvent facilement dans
les quatre classes de vertébrés; mais avec des modifications que

nous ne devons pas décrire, si nous ne voulons pas nous écarter
du but que nous nous sommes proposé (1).

C. *Des nerfs moteurs de l'œil.* La connexion de ce nerf avec
les pédoncules cérébraux a été soupçonnée par Rolando (2).
M. Serres lui donne pour origine le côté interne des pédoncules
cérébraux, dans toutes les classes des vertébrés. La troisième paire,
dit-il, s'insère dans toutes les classes, sur le côté interne des
pédoncules, en arrière des éminences mammillaires ou des corps
qui les remplacent dans les mammifères, les oiseaux, les reptiles
et les poissons (3).

Le nerf moteur oculaire commun a deux espèces de racines ; les
unes internes, les autres externes. Les premières viennent d'un
plexus qui forme une partie de l'aire comprise entre le bord
postérieur de l'entrecroisement des nerfs optiques, le bord antérieur de la protubérance et la face interne des pédoncules cérébraux. L'entrecroisement de ces racines nous paraît évident.

Les racines externes peuvent se suivre de dedans en dehors dans
l'épaisseur des pédoncules, où elles se mêlent à une masse de substance grise et noirâtre. Les antérieures viennent des hémisphères,
j'ai suivi les autres dans les tubercules quadrijumeaux et les pédoncules antérieurs du cervelet (4).

D. *Du nerf pathétique ou 4e paire.* Les connexions de ce nerf

(1) V. pour plus de détails l'*Anatomie comp. du système nerveux*, par
F. Leuret. Paris 1839. T. I, p. 146, 231, 283.

(2) *Struttura del midollo allungato*, p. 165.

(3) *Anat. comp. du cerveau.* Paris. 1828, T. I, p. 333.

(4) Il serait intéressant de s'assurer si celles que j'ai découvertes dans
l'homme et quelques mammifères, existent dans le reste des vertébrés.

sont à peu près les mêmes que celles du précédent. Le plus grand nombre des filets nerveux qui le composent viennent des tubercules quadrijumeaux : on peut le suivre dans le prolongement membraneux qui forme les bords latéraux, du quatrième ventricule, et qui s'étend des tubercules quadrijumeaux postérieurs aux pédoncules antérieurs du cervelet (processus cerebelli ad testes), et dans les parties externes et postérieures des pédoncules.

Une connexion tout à fait analogue existe dans les trois dernières classes de vertébrés, et c'est même en nous fondant sur cette connexion que nous avons été tout d'abord conduit à considérer la partie postérieure et externe des lobes optiques de ces mêmes classes comme l'analogue des tubercules quadrijumeaux.

E. Du nerf moteur externe ou 6e paire. Ce nerf présente les connexions suivantes : avec les pyramides antérieures au moyen de fibres qui se portent en haut et en dedans et contournent le bord postérieur de la protubérance, avec le cervelet au moyen d'un faisceau que nous avons suivi dans toute la longueur du pédoncule antérieur, et avec les pyramides ?

Le nerf moteur commun, le nerf du grand oblique et celui de l'abducteur de l'œil, ou les trois nerfs moteurs de l'organe de la vue, ont donc à peu près les mêmes connexions. Nous avons l'espoir de faire voir plus tard que non-seulement elles existent dans tous les vertébrés, mais qu'elles deviennent de plus en plus faciles à apercevoir à mesure que l'on s'éloigne de l'homme. Ces trois nerfs, avec le nerf optique, forment la seconde conjugaison, ou, si l'on veut, en admettant l'opinion de M. de Blainville, les nerfs de la seconde vertèbre céphalique.

F. Du trifacial, du facial et du nerf auditif. Les connexions de ces trois nerfs sont les mêmes quant aux parties de l'encéphale où il est facile de suivre leur extrémité centrale : ces connexions offrent des différences dont plusieurs sont déjà connues ; et quant à celles qui ne sont point encore décrites, nos recherches ne sont pas assez avancées pour que nous puissions en parler. On sait depuis longtemps que les anatomistes qui se sont occupés d'anatomie comparée, ont été frappés de la difficulté de distinguer ces trois nerfs dans les vertébrés inférieurs. Nous renvoyons, à cet égard, à ce que nous avons dit plus haut, en parlant des connexions de la partie périphérique des nerfs céphaliques.

Le nerf auditif, le facial et la cinquième paire forment les nerfs de la troisième conjugaison ou de la troisième vertèbre. Cependant, nous devons ajouter que le trifacial, par ses fonctions, semble vouloir échapper à cette classification, et que l'épithète d'accessoire des nerfs des sens que nous lui avons donnée dans la thèse que nous avons soutenue devant la faculté des sciences de Paris nous paraît bien lui convenir.

G. *Du glosso-pharyngien, du pneumo-gastrique, de l'hypoglosse et de l'accessoire, ou nerfs des* 9e, 10$_e$, 11e *et* 12e *paires de Gall.* Ces nerfs constituent la quatrième conjugaison ou les nerfs de la quatrième vertèbre céphalique. Voici ce que nous apprennent nos recherches sur les connexions qui existent entre l'extrémité centrale de ces nerfs. Mais avant tout, posons d'abord en fait que pour nous, comme pour Gall et Spurzheim, les renflements olivaires ne sont autre chose que des ganglions. Or, nous devons dire ce que nous entendons par ganglions : un ganglion consiste en un faisceau de filets nerveux dont la direction est, en général, difficile à suivre ; et parce qu'ils s'entrecroisent souvent entre eux se courbent et s'infléchissent à chaque instant. Ajoutez à cela une proportion variable de substance médullaire souvent de couleur grisâtre qui, d'après les recherches microscopiques les plus récentes, est à la fois, l'aboutissant et l'origine de plusieurs de ces filets; et vous aurez une idée nette de ce que nous entendons par ganglion et par éminences olivaires.

Je n'ai pas besoin de rappeler ce qui se trouve dans tous les livres d'anatomie sur la prétendue origine de ces nerfs; mais il est juste de dire que Santorini avait déjà décrit sous le nom de fibres et de processus arciformes, de nombreux filets qui s'étendent de la rainure qui sépare les pyramides antérieures (dans l'homme) des corps olivaires, au sillon qui existe entre ces mêmes corps olivaires et les faisceaux postérieurs de la queue de la moelle allongée. Ces filets ou processus arciformes constituent les racines postérieures de l'hypoglosse et probablement les racines ou prolongements antérieurs du glosso-pharyngien et du pneumo-gastrique.

Si l'on essaie de suivre les racines de l'hypoglosse sur un cerveau qui a été conservé pendant deux à trois mois, dans de l'alcool pur, et si l'on se sert pour cela, des moyens ordinairement mis en usage pour ces sortes de recherches, c'est-à-dire d'une loupe, de scalpels fins ou mieux encore d'aiguilles à cataractes, etc., il sera facile de s'assurer que chaque faisceau de l'hypoglosse, que l'on considère en général, comme une de ces racines, se subdivise en filets qui se rendent dans les pyramides antérieures et dans le ganglion olivaire par sa face interne, et en filets qui se portent de dedans en dehors, contournent la face externe du ganglion olivaire, et vont en grand nombre, se rendre dans un ganglion qui n'a pas encore été décrit dans l'homme ni les mammifères, et qui est commun au glosso-pharyngien et au pneumogastrique. Dans ce trajet, plusieurs fibres nerveuses pénètrent dans le ganglion olivaire. Outre les connexions que nous venons d'indiquer, l'hypoglosse en a d'autres qui lui sont communes avec les deux premiers nerfs de cette conjugaison; c'est-à-dire, avec le pneumo-gastrique et le glosso-pharyngien : ce sont celles qui existent entre ces nerfs et la protubérance, les pédoncules cérébraux et cérébelleux.

Ce que nous venons de dire sur les connexions de l'hypoglosse nous dispense d'entrer dans de longs détails sur celles des trois autres nerfs. Nous avons rapporté qu'il existait un ganglion où nous avons suivi les filets de l'hypoglosse, du glosso-pharyngien et du pneumo-gastrique : ce ganglion est facile à trouver ; il suffit pour cela, de suivre le faisceau de filets que l'on connaît sous le nom de racines du glosso-pharyngien et du pneumo-gastrique. Celles du premier de ces nerfs qui se réunissent toujours plutôt en un tronc, semblent provenir d'une petite masse dont la surface est parfaitement lisse, d'un aspect rougeâtre; elle est située au-dessous, et à peu près au niveau de la partie postérieure du faisceau formé par les pédoncules du cervelet, entre le cordon supérieur de la partie antérieure du cordon rachidien, et ce que l'on a nommé corps cendrés, et celles du pneumo-gastrique semblent venir d'un autre ganglion un peu plus volumineux, situé immédiatement en avant du premier. En continuant la dissection, on s'aperçoit que ces deux ganglions n'en font qu'un, et que les racines de ces deux nerfs le traversent pour la plupart. Ce que nous pouvons affirmer, c'est que de ce ganglion sortent un grand nombre de filets qui se rendent dans les ganglions olivaires, dans la partie centrale de la moelle allongée, ou dans la masse de substance grise située vers la partie antérieure de la protubérance, et dans la partie médiane des pédoncules cérébelleux. Quant à l'accessoire, nous pensons qu'il est dans l'homme et les vertébrés supérieurs, en connexions avec les faisceaux antérieurs et postérieurs du cordon rachidien , et que par conséquent, il peut contenir des nerfs sensitifs et des nerfs moteurs ; tandis que dans les dernières classes, si l'on en juge par les rapports extérieurs, il serait plutôt sensitif. Mais, comme on le verra, il ne faut presque jamais s'en rapporter à ces connexions extérieures.

§ II. *Des connexions des nerfs rachidiens avec la moelle épinière.*

Toutes les parties du système nerveux ont vivement excité l'attention des anatomistes : les rapports de la moelle épinière avec le cerveau, avec les nerfs du tronc, sa structure, ont été le sujet d'un grand nombre d'hypothèses, d'abstractions et de recherches. Les premières, quand les faits ne les vérifient pas; les secondes, quand elles n'en sont pas rigoureusement déduites, nuisent au progrès de la science, en faisant trop souvent, prendre l'ombre pour la réalité.

En définissant le cerveau comme nous l'avons fait; c'est-à-dire, en disant que l'encéphale est un centre où viennent aboutir tous les nerfs sensitifs des organes de la vie de relation, et d'où partent tous les nerfs moteurs soumis à la volonté, nous n'avons pas émis une opinion nouvelle. Harvey avait, dit-on , considéré le cerveau comme une efflorescence de la moelle épinière (Rolando); mais c'est une erreur. Reil a eu cette idée ; Gall et Spurzheim l'ont professée ; Rolando l'a combattue, et M. le professeur Serres, fort de faits d'où il résulterait que les parties périphériques de l'organisme se développent en même temps que les parties centrales, ou même avant, en a fait autant. Mais il nous semble que les idées d'où résultent des formules si opposées, doivent nécessairement l'être, et partant que la dissidence vient de ce que l'on a rendu par une même expression le résultat d'études faites, à la vérité, sur le même objet, mais sous des points de vue différents.

Au point de vue physiologique, il est incontestable qu'une portion de l'encéphale doit être considérée comme un épanouissement, une continuation des pédoncules cérébraux , et par conséquent, de la moelle épinière : mais au point de vue embryogénique, la même proposition est erronée; car les travaux de Meckel, de Tiedemann et de M. Serres démontrent qu'une partie n'en engendre pas une autre. Maintenant, s'il est exact de dire que la moelle épinière est en connexion directe avec les pédoncules, non seulement du cerveau, mais du cervelet, il suffira, pour bien nous faire comprendre et pour rendre notre proposition évidente, de faire voir que les nerfs encéphaliques ont avec les parties centrales de l'encéphale et leurs prolongéments, des connexions analogues à celles de la moelle épinière , seulement il nous restera à prouver que la moelle épinière peut, en effet, être assimilée à un faisceau nerveux. Voyons donc si les connexions qui existent entre les nerfs et le cordon rachidien nous fournissent cette preuve.

On admet généralement que la moelle épinière des animaux vertébrés peut être divisée en quatre faisceaux principaux : deux supérieurs et deux inférieurs, bien qu'il n'existe entre eux de division ou de séparation que sur la ligne médiane, où l'on aperçoit très facilement un sillon antérieur ou inférieur. Quelques anatomistes ont cru à l'existence de sillons latéraux; ils n'existent pas. Si l'on écarte les sillons médians, on voit que l'inférieur (antérieur dans l'homme) est beaucoup plus profond que le supérieur. Le fond de l'un et l'autre est moins blanc que les parties latérales ; et pour peu que l'on force l'écartement, on voit des fibres dont la direction paraît presque transversale, se séparer sur la ligne mé-

diane et laisser apercevoir un fond gris sale. Cette couleur n'est
pas également foncée dans les différents individus de la même
espèce, ni dans les différents points du même cordon rachidien (1).
Si l'on continue à écarter les deux moitiés de ce cordon, on voit, avec
une loupe ordinaire, que cette partie médiane grisâtre est formée
de filets plus déliés que ceux des parties blanches des centres nerveux : leur direction est oblique et ils paraissent s'entrecroiser. Si
l'on fait la même expérience par le sillon inférieur, on obtiendra
les mêmes résultats ; mais la substance grise se divisera sur
la ligne médiane, en deux parties égales, sans qu'il paraisse y avoir
entre ces deux moitiés, rien de commun, que du tissu cellulaire ou
quelques prolongements fibreux de la pie-mère. Après avoir divisé
le cordon rachidien dans le sens vertical et longitudinal, en agissant,
comme nous venons de le dire, de dehors en dedans, il sera facile
de subdiviser en deux portions inégales chacune de ces moitiés, en
agissant de dedans en dehors, c'est-à-dire en écartant le faisceau supérieur de l'inférieur. Mais, pendant cette opération, on verra la partie centrale ou grisâtre se séparer elle-même en deux couches, qui
adhèreront à chacun de leurs cordons respectifs. Il y aura encore
cette différence, c'est que le cordon supérieur sera beaucoup moins
volumineux que l'inférieur.

La moelle épinière est donc formée d'au moins quatre cordons

(1) Nous croyons pouvoir assurer que cette couleur d'un gris rougeâtre,
quand les parties sont fraîches, perd beaucoup de son intensité par le séjour
des parties dans l'eau et dans l'esprit de vin. Si cela est exact, ce serait un fait
en faveur de l'opinion de ceux qui pensent que la coloration grise vient de ce
que les parties où elle s'observe, reçoivent plus de sang que les autres, et cela par
un réseau vasculaire tellement délié et tellement serré que les globules sanguins
en sortent très difficilement.

principaux et de deux faisceaux médians beaucoup moins volumineux que les cordons externes, et dont l'aspect est grisâtre.

Nous allons maintenant faire connaître les connexions qui
existent entre ce que l'on nomme les racines des nerfs et ces différents cordons ou faisceaux.

Laurent disait au 16ᵉ siècle, que la moelle épinière n'était com-
posée que de faisceaux très déliés. Rachetti, Tiedemann, Desmoulins ont aperçu des filets nerveux dans les faisceaux latéraux du
cordon rachidien. On connaît l'opinion de Rolando sur les connexions qui existent entre les nerfs et la moelle épinière ; il suffit
de le vouloir pour pouvoir s'assurer que cet anatomiste a été singulièrement induit en erreur.

Si, après avoir enlevé l'arachnoïde, ou l'avoir fendue longitudinalement, en suivant le sillon médian supérieur, on l'écarte de
chaque côté, de manière à mettre à découvert les racines des nerfs,
on pourra alors s'assurer de deux manières que les racines des
nerfs se prolongent dans la moitié centrale de la moelle épinière
que l'on a crue exclusivement formée de substance grise.

1° Au moyen d'une loupe ordinaire, ou grossissant environ cinq
fois en diamètre, on voit très bien que le fond du sillon médian supérieur est formé de fibres qui s'y rendent obliquement, de dehors
en dedans et d'arrière en avant. Plusieurs de ces fibres paraissent
s'entrecroiser ; mais, en réalité, elles forment sur la ligne médiane,
un faisceau plat dont les fibres ont une direction longitudinale.
Pour mieux voir la disposition que nous venons de décrire, on en-
lèvera la pie-mère ou névro-derme, avec une aiguille à cataracte
courbe : on pourra ensuite suivre de dedans en dehors, la plupart
des filets nerveux jusqu'aux racines supérieures (postérieures de
l'homme). On verra qu'en pénétrant dans les cordons supérieurs,

ces prétendues racines se bifurquent de manière qu'une moitié de chaque racine pénètre dans la partie supérieure du cordon correspondant, et se trouve presque en contact avec le névro-derme, tandis que l'autre y pénètre par sa face inférieure. On sait depuis Rolando, que chaque racine se subdivise en une dizaine de filets nerveux : chaque cordon latéral est donc embrassé, parcouru et en grande partie composé d'un très grand nombre de filets ner-veux dont quelques-uns viennent former sur la ligne médiane, un faisceau aplati.

2° Les rapports des racines des nerfs avec le centre de la moelle épinière, peuvent se voir également en suivant les radicules nerveu-ses de dehors en dedans ; seulement il faut disséquer avec beau-coup de légèreté pour ne point couper ou briser les prolongements des nerfs, en cherchant à les débarrasser de la substance médullaire qui les entoure, ou qu'ils traversent. On ne prendra pas pour des filets nerveux les prolongements tantôt cellulo-membraneux tan-tôt filiformes du névro-derme ou pie-mère qui, avec la substance médullaire, servent de soutien aux filets nerveux.

Dans l'homme, le faisceau médian formé par la réunion des ra-cines postérieures offre une largeur d'environ quatre millimètres. Sur le milieu de ce faisceau, on voit une bande longitudinale d'en-viron deux millimètres de diamètre, dont les bords font un léger relief. La surface de cette bandelette est plus lisse que celle des parties latérales du faisceau, et les fibres dont elle se compose ont une direction à peu près parallèle à l'axe longitudinal du cordon rachidien.

Si l'on divise ce faisceau sur la ligne médiane, on voit qu'il est à peine adhérant à un autre faisceau, sur lequel il est placé et dont il différe, comme nous l'avons déjà dit. Il est facile de s'assurer que ce dernier faisceau est formé par le prolongement des racines des nerfs moteurs ; et que celles-ci se comportent, à l'égard des cordons inférieurs et latéraux, comme les prolongements des nerfs sensitifs à l'égard des cordons supérieurs.

Le faisceau formé par les racines des nerfs moteurs nous a paru pouvoir se séparer sur la ligne médiane, et sauf quelques points du cordon rachidien, nous pensons qu'on en peut faire autant à l'égard du faisceau formé par les nerfs sensitifs ?

Nous avons découvert les connexions que nous venons de décrire, d'abord sur la moelle épinière de l'homme, ensuite sur celle du chat, du lapin, du pigeon et de la poule. La partie médiane est d'autant moins développée que l'on s'éloigne davantage de l'homme et que les cordons latéraux contiennent moins de substance médullaire.

L'opinion que nous émettons avec quelque réserve, acquiert une grande probabilité, pour ne pas dire qu'elle se change en certitude, quand on jette un coup d'œil sur cette partie centrale du système nerveux, en s'élevant des annélides aux vertébrés. On voit alors les nerfs des deux moitiés du tronc se réunir en deux faisceaux qui restent isolés dans une étendue variable. Dans ces derniers temps, MM. Grant et Newport, auxquels la science doit de si intéressants travaux sur cette classe d'animaux, ont dit avoir divisé chaque cordon latéral des insectes en deux autres : un supérieur formé *par les nerfs moteurs* et un inférieur formé *par les nerfs sensitifs*. On sent que si cela se confirme, c'est une raison de plus pour donner définitivement à ces animaux le rang élevé que leurs organes sensitifs et locomoteurs leur assignent dans la série zoologique.

Si l'on soumet au microscope ces faisceaux nerveux, on voit qu'ils sont composés de filets dont la direction est à peu près parallèle. Dans plusieurs annélides, dans les chenilles et les chrysalides des lépidoptères, ces faisceaux sont réunis dans plusieurs endroits de leur largeur, et ils présentent dans ces endroits, une structure ganglionnaire.

M. le prof. Serres a remarqué à peu près au niveau de l'origine des nerfs de chaque paire de membres, un renflement bien visible sur la moelle épinière, surtout dans les oiseaux. A ce renflement, encore plus ou moins sensible dans les mammifères adultes et dans l'homme, correspond un renflement bien marqué de la partie centrale ou des faisceaux grisâtres formés par la réunion ou par le prolongement des racines des nerfs.

Nous avons soumis au microscope diverses portions de ces faisceaux médians : le supérieur, ou celui qui est dû au prolongement des nerfs sensitifs, est presque entièrement formé de filets qui ont dû faire croire à l'existence de filets en chapelet, ou de filets remplis de globules; mais nous pensons que ces globules, les plus petits qui se voient dans la substance nerveuse, dont le volume est toujours le même dans le même animal et varie peu d'une espèce à une autre, et qu'il ne faut pas confondre avec ceux de la substance médullaire qui ressemblent à des globules huileux, nous pensons, dis-je, que ces petits globules sont assez régulièrement disposés ou rangés à la surface des filets nerveux auxquels ils sont adhérents. Ces filets sont, en général, flexueux et ne paraissent point s'anastomoser. D'autres filets, parfaitement diaphanes, à la surface desquels je n'ai pu apercevoir de globules, appartiennent peut-être aux nerfs moteurs : c'est l'opinion généralement admise.

Ces faits, que je crois nouveaux dans la science, sont d'autant

plus intéressants qu'ils sont parfaitement en harmonie avec les
expériences physiologiques. Nous prouverons en effet, plus tard,
qu'ils confirment pleinement la plupart des phénomènes que l'on
peut reproduire à volonté : nous nous bornerons ici à en
tirer cette conclusion, c'est que le cordon rachidien peut, comme
nous l'avions avancé, être assimilé à un nerf qui contient à la
fois des filets moteurs, des filets sensitifs et des ganglions. Le
trifacial, la septième et huitième paire réunies et les nerfs de
notre quatrième conjugaison offrent une composition analogue si
non semblable.

Nous sommes arrivés , comme nous l'avions annoncé, à la
connaissance des connexions de la plupart des parties centrales de
l'encéphale à mesure que celles qui existent entre elles et la partie
périphérique du système nerveux se sont dévoilées. Cependant,
afin de compléter autant que possible ce coup d'œil rapide sur
un sujet où les détails sont si nombreux, nous dirons un mot sur
quelques connexions qui sont peut-être moins connues des anatomistes.

On sait que les pédoncules antérieurs se continuent directement
avec les corps mammillaires; qu'ils soutiennent la partie antérieure
de la voûte dans laquelle ils envoient des fibres qui s'entrecroisent, se prolongent dans les piliers postérieurs de la voûte et
se continuent directement avec la circonvolution que l'on a
nommée pied d'hyppocampe : ils sont donc en connexion avec
le lobe postérieur des hémisphères. Outre les deux faisceaux ou
cordons que nous venons de décrire, les corps mammillaires en
envoient deux autres en arrière, qui traversent obliquement, de
bas en haut et d'avant en arrière, les couches optiques, dans-

desquelles ils se ramifient. En examinant avec attention la manière dont les filets qui sortent de ses cordons s'épanouissent,
on voit que ceux qui naissent de la portion antérieure de ce
faisceau, (car il s'est bifurqué dans la couche optique), se
portent directement dans le lobe antérieur, et que celles qui naissent
de la division postérieure parviennent en partie, au-dessous d'une
légère couche de substance grise, à la surface des couches optiques
et se distribuent dans les parties moyennes et postérieures des
hémisphères.

Il nous reste à dire quelques mots des connexions qui existent
entre les corps striés, les couches optiques, les tubercules quadrijumeaux, les pédoncules cérébraux et le pont de Varole, ou protubérance annulaire. Anatomiquement parlant, il est évident que
les corps striés sont directement en rapport avec les couches optiques; c'est-à-dire qu'un grand nombre de faisceaux nerveux sont
communs à ces deux ganglions. On en peut dire autant des couches
optiques et des tubercules quadrijumeaux. Quant aux pédoncules,
nous savons qu'ils sont en connexion avec toutes les parties de l'encéphale. Mais il est utile de fixer l'attention sur un entrecroisement bien réel qui a lieu entre les pédoncules cérébraux, dans un
endroit qui, dans l'homme, correspond à la moitié antérieure de
la protubérance. Dans cet endroit, les faisceaux nerveux, qui passent d'un pédoncule dans l'autre, traversent une certaine quantité
de substance grise qui se trouve ainsi commune aux deux pédoncules, et qui a la forme d'un triangle.

Au dessus de cet entrecroisement, en supposant le cerveau dans
sa situation naturelle, nous en trouvons un autre qui n'est pas
moins intéressant pour le physiologiste : il a lieu entre des fais-

ceaux qui s'étendent des pédoncules cérébraux aux pédoncules cérébelleux, et entre les faisceaux et les pédoncules cérébraux eux-mêmes; c'est-à-dire que, en supposant que ces faisceaux soient fournis par les pédoncules du cerveau, le faisceau qui naît du pédoncule cérébral droit se rend dans le pédoncule gauche du cervelet, et réciproquement. J'ignore si ces entrecroisements ont été décrits; mais ce que je crois pouvoir affirmer, c'est que ce sont les seuls qui existent bien évidemment entre les parties centrales de l'encéphale, et les seuls aussi qui donnent une explication satisfaisante de plusieurs phénomènes pathologiques et physiologiques trop connus pour que nous devions nous en occuper ici. Est-il nécessaire de dire que les divers cordons du tronc rachidien sont en connexion avec la protubérance annulaire, et vont ensuite s'épanouir dans le cervelet? Quant aux pyramides dont nous admettons l'entrecroisement dans l'homme et les mammifères, elles donnent quelques faisceaux à la protubérance, elles sont en connexion ou se continuent directement avec la commissure antérieure et avec la partie postérieure du corps calleux, dans lequel elles s'entrecroisent avant de se distribuer dans les circonvolutions.

Nous venons de nommer la plus grande commissure de l'encéphale, et nous venons de dire comment se comportent les pyramides avec sa partie postérieure : les mêmes connexions existent entre le corps calleux et les faisceaux des pédoncules qui vont s'épanouir dans les circonvolutions moyennes des lobes antérieurs. Quant à la voûte nous avons fait connaître ses connexions avec les lobes postérieurs. Nous avons également fait connaître l'entrecroisement qui se voit entre les fibres des piliers antérieurs : enfin, le *septum lucidum* met ces deux commissures en rapport. Nous ne savons pas si les deux feuillets qui le composent s'entrecroisent ou non.

En résumé, l'encéphale est composé, dans les animaux supérieurs, de deux parties principales:

1° d'une partie centrale, espèce de noyau sans lequel il n'y a point d'encéphale:

2° d'une espèce d'épanouissement, d'efflorescence de volume et de forme variable qui recouvre ce noyau, à laquelle on a donné le nom d'hémisphère, de coque encéphalique.

La partie centrale de l'encéphale est formée, chez tous les vertébrés, d'un nombre égal de ganglions qui, dans les animaux où l'encéphale a une *coque*, sont traversés par une partie des nerfs sensitifs et moteurs de la vie de relation; et sont à la fois, l'aboutissant et l'origine d'une autre portion des uns et des autres et d'un certain nombre de filets nerveux de la vie organique. Chez les vertébrés, où la coque cérébrale existe à peine, les ganglions qui constituent le noyau encéphalique sont l'aboutissant et l'origine de tous les nerfs soumis à la volonté et d'un grand nombre de ceux de la vie organique.

Le noyau encéphalique se compose: 1° des corps striés, 2° des couches optiques, 3° des tubercules jumeaux, 4° du ganglion céphalique ou hypophyse cérébrale, 5° des corps mammillaires, 6° de la protubérance et du ganglion intrapédonculaire et du cervelet, 7° des ganglions olivaires et des corps cendrés (1).

Le noyau encéphalique offre un certain nombre de commissures

(1) Mais en ne considérant que les principaux centres, on peut réduire ce nombre à quatre, savoir: 1° les corps striés; 2° couches optiques et tubercules accessoires; 3° la protubérance et le ganglion intrapédonculaire et le cervelet; 4° les ganglions olivaires et les corps cendrés.

et d'entrecroisements que nous avons décrits. L'aire criblée, avec les limites que nous lui avons assignées, forme la première; ce que l'on nomme glande pinéale forme la seconde; la troisième résulte de l'entrecroisement de la portion supérieure des pédoncules, et l'entrecroisement des pédoncules du cervelet, connu sous le nom de protubérance annulaire, forme la quatrième. La commissure *molle* nous paraît problématique.

Le noyau encéphalique constitue, à lui seul, l'encéphale des oiseaux, des reptiles et des poissons.

Les ganglions jumeaux ou bijumeaux que l'on nomme quadrijumeaux dans l'homme et les animaux supérieurs, ont été le sujet de discussions qui ne sont point terminées; nous nous demandons si la portion externe de ces tubercules dans les trois dernières classes, et dans les insectivores, les rongeurs, etc., de la première, ne devrait pas être considérée comme l'analogue de ces tubercules et des corps géniculés externes, tandis que son noyau représenterait en réalité, les couches optiques. Nos études anatomiques sur le cerveau d'un assez grand nombre d'oiseaux, de reptiles et de poissons, nous portent à admettre cette signification, que les connexions nerveuses autorisent également. Il ne manque à cette opinion, que l'appui de l'embryogénie qui ne me paraît pas avoir dit son dernier mot sur ce point.

L'encéphale des animaux articulés se compose d'au moins quatre paires de ganglions : 1° les ganglions antennaux, 2° les ganglions optiques, 3° deux paires de ganglions que M. Straus-Dürckheim indique comme accessoires du cerveau. M. Straus n'admet que trois paires de ganglions cérébraux. Il considère les nerfs antennaux comme servant à l'audition. Nous confessons que nous ne partageons point cette dernière opinion du savant dont nous recommandons l'admirable travail (1). Nous pensons que les nerfs antennaux appartiennent plutôt à l'odorat et peut-être à un toucher spécial qu'à l'audition. Il faut aussi consulter sur le système nerveux des articulés les beaux travaux de notre savant confrère M. Léon Dufour (2).

Nous avons remarqué que la partie centrale du système nerveux des crustacés, leur cerveau, est bien moins développé à proportion du volume de ces animaux, que celui des arachnides, des coléoptères et des hémiptères; aussi sous ce rapport doivent-ils être placés avec les arachnides, immédiatement après les lépidoptères.

Viennent ensuite les annélides dont quelques-uns possèdent encore un ganglion céphalique sus-œsophagien qui se continue en arrière, par deux cordons latéraux qui embrassent l'œsophage et vont se continuer, comme dans les articulés, par deux cordons, situés au-dessous de l'appareil digestif. Mais les céphalopodes? Oui, sans doute, les céphalopodes ont un cerveau bien plus développé que les annélides, que les crustacés même. Mais comment les séparer des gastéropodes avec lesquels ils ont tant d'affinité, sous tous les rapports? Du reste, leur cerveau n'offre bien évidemment que deux paires de ganglions qui appartiennent aux sens de la vie de relation ; et sa forme en anneau gangliforme le fait ressembler

(1) *Considérations générales sur l'anatomie comparée des animaux articulés, auxquelles on a joint l'anatomie du Melolontha vulgaris*, par H. Straus-Dürckheim ; Paris, 1828, in-4° avec un atlas de 19 pl. gravées. — Ce travail, chef-d'œuvre de patience, a été couronné par l'académie des Sciences; c'est la meilleure introduction à l'étude de cette nombreuse classe d'animaux que l'on puisse lire.

(2) *Recherches anatomiques et physiologiques sur les hémiptères*, par M. Léon Dufour, correspondant de l'Institut. Paris 1833. in-4° avec 19 planches gravées.

singulièrement, ainsi que celui des gastéropodes, au ganglion buccal des acéphales.

Nous reviendrons sur ces considérations dans la section suivante.

La coque encéphalique se compose des circonvolutions et de leurs commissures : il s'ensuit que celles-ci disparaissent avec les premières. Le corps calleux et la voûte à trois piliers n'existent donc pas dans les trois dernières classes. La seule trace qui reste de la voûte se retrouve, selon nous, dans le feuillet à fibres rayonnées qui, dans les oiseaux et les reptiles (*crocodilus lucius*), recouvre la face interne et une partie de la face supérieure des corps striés.

CHAPITRE II.

De la structure des ganglions et des différences que l'étude microscopique du système nerveux a fait découvrir entre les différentes espèces de nerfs.

Ce que nous savons de certain sur la structure intime du système nerveux peut se résumer en peu de mots ; il n'en serait certes pas de même si nous voulions faire connaître toutes les opinions qui ont été émises sur cette question ; mais nous renvoyons aux beaux travaux de Berres, aux excellents mémoires de Valentin, de Remak , etc.

On connaît les opinions de Monro, Fontana, Scarpa, Weber : nous en avons parlé dans la première partie de ces recherches. Comme elles contiennent du vrai, il s'agit de savoir ce que les recherches des micrographes modernes y ont ajouté.

Il paraît incontestable qu'un grand nombre des filets nerveux qui se rendent aux ganglions ne font que les traverser ; mais il paraît également certain que les ganglions sont à la fois l'aboutissant et l'origine d'un certain nombre de filets. On voit dans les ganglions, au moyen d'un bon microscope, un assez grand nombre de globules qui, d'un côté, se continuent directement avec des filets nerveux dont ils semblent n'être qu'une extrémité renflée en forme de massue ; tandis que, de la surface de cette massue ou de quelques-unes de ces massues, naissent, par un grand nombre de filets excessivement déliés, d'autres filets qui mettent ces globules et les nerfs dont ils sont le renflement en rapport avec le centre nerveux. Telle est la structure que présentent tous les ganglions du système nerveux. Les seules différences que l'on y ait signalées consistent dans le nombre des extrémités en massue, qui est plus considérable dans les ganglions organiques, et dans les connexions plus fréquentes entre ces massues et les centres nerveux ; comme cela se voit dans les ganglions des nerfs rachidiens. Maintenant, une telle disposition existe-t-elle entre toutes les différentes parties de l'encéphale et du cordon rachidien qui, par leur aspect et leur structure, présentent de l'analogie avec les ganglions ? Cela nous paraît probable ; mais nous n'avons pas assez de faits pour l'affirmer. Nous dirons seulement que la partie des pédoncules postérieurs du lapin nous a présenté plusieurs de ces extrémités en massues.

D'un autre côté, et c'est un fait très important, on s'est assuré que plusieurs des filets nerveux qui vont des ganglions du sympathique aux viscères, peuvent se suivre à travers les ganglions, jusque dans les nerfs de la vie de relation, dans la moelle épinière ; et même l'encéphale. Ainsi, outre ces filets produits par les extrémités en massue, il y en aurait qui se rendraient directement

des centres nerveux aux viscères. On a supposé que ces derniers
se rendaient aux parties contractiles des appareils nutritifs et
reproducteurs , et que les autres appartenaient aux organes
dont les actes sont le plus immédiatement en rapport avec cette
chimie vivante, sans l'influence de laquelle l'organe acquiert d'un
côté, et perd de l'autre. Mais ce sont là des hypothèses.

Ce que nous venons de dire suppose qu'il est possible de distinguer les différentes espèces de nerfs au moyen du microscope.
Plusieurs micrographes affirment que les filets dont se composent
les filets sensitifs se présentent sous la forme de petits tubes con-
tenant des globules placés les uns après les autres; tandis que
ceux des nerfs moteurs se présentent sous celle de tubes transpa-
rents. Ils ajoutent que les filets nerveux du grand sympathique
offrent, comme caractère différentiel principal, une extrême petitesse. Nous devons confesser que, jusqu'ici, il nous a été impossible
de voir ces filets nerveux remplis de globules (1) ; mais la différence de volume entre les filets du système nerveux organique et
ceux des nerfs de la vie de relation, me paraît réelle. Je ne pré-
tends pas que les globules n'existent pas; je dis seulement que je
n'ai pu les voir dans les tubes nerveux; et M. le prof. Muller est
arrivé à professer la même opinion. Il est certain qu'il y a des
yeux qui voient des globules partout; ou qui voient partout ce
qu'il y a dans leur esprit, et cela malgré eux. Personne, ou à
peu près personne, ne soutient maintenant la vieille erreur des
fibrilles musculaires en chapelet; tout le monde au contraire
convient que Leeuwenhoek et Fontana ont très bien vu; et cependant, il y a tel micrographe qui est de très bonne foi, et qui partout voit des chapelets de globules.

(1) V. la fin du chapitre précédent.

Les micrographes qui voient des globules dans les nerfs sensitifs
des animaux vertébrés ne trouvent plus cette différence dans le
céphalés inférieurs. Ainsi M. Leuret n'aperçoit aucune différence entre les différentes parties du système nerveux des articulés et des mollusques céphalés ou non céphalés. Admettons que
ces observations soient exactes, n'en doit-on pas conclure que les
globules que l'on croit apercevoir dans les nerfs des animaux supérieurs, n'ont aucune relation directe avec la fonction spéciale
des nerfs sensitifs?

Enfin les recherches microscopiques n'ont fait voir, dans aucun
point du système nerveux, de véritable anastomose.

CHAPITRE III.

**Des expériences au moyen desquelles on démontre que diverses parties
du système nerveux ont des fonctions différentes ou spéciales.**

Il est évident que les parties centrales du système nerveux au
moyen desquelles l'influence des agents extérieurs est transmise
au sensorium, ne peuvent recevoir cette influence qu'au moyen de
nerfs dont l'action marche de la périphérie au centre, et que, d'un
autre côté, aucune réaction de l'âme sur les organes au moyen desquels l'animal agit sur les objets extérieurs, ne peut s'opérer que par
des nerfs qui transmettent l'excitation du centre à la périphérie.
Cette seule considération fait soupçonner deux espèces de nerfs. Mais
cette différence est-elle le résultat d'une disposition spéciale, inhé-
rente à la nature des filets nerveux, ou cela viendrait-il de la nature
des issues auxquelles ces nerfs se terminent? Il semble tout naturel

de penser que nous ne puissions recevoir l'impression des corps extérieurs qu'au moyen des filets nerveux qui se distribuent dans la
peau, sur laquelle ces corps exercent leur influence, et que
nos muscles ne puissent se contracter que par les filets nerveux
qui sont en rapport avec les fibres dont ces muscles se composent.
On sait de plus, que nous n'avons la conscience des contractions
de nos muscles que par les mouvements qu'ils causent à plusieurs
parties de la peau, soit externe, soit interne : On serait donc autorisé, d'après ces considérations, à penser que le même nerf est sensitif ou moteur, suivant qu'il se termine à la peau ou à une fibre musculaire. Cette théorie, que plusieurs savants d'un grand mérite soutiennent encore, trouve de puissantes objections dans la pathologie
expérimentale. Ainsi, depuis l'enfance de la médecine, on sait
qu'il est des malades qui perdent complétement la sensibilité d'un
membre tout en conservant la faculté de le mouvoir : comment
concevoir cette ligne de démarcation si bien marquée entre la
sensibilité et le mouvement, si, en effet, les nerfs qui remplissent
ces deux fonctions ont la même origine ? Invoquera-t-on une modification de la peau ou des muscles ? Mais, outre que rien n'indique cette modification, il y a presque toujours des symptômes
précurseurs de l'une ou de l'autre espèce de paralysie, qui indiquent que les centres nerveux sont le siége de la lésion primitive. Il
est donc probable que la différence vient de la manière dont les
nerfs sont en rapport avec la partie centrale du système nerveux.
Voici des expériences dont les résultats tendent, de plus en plus,
à changer cette probabilité en certitude.

Ch. Bell est le premier qui, en 1811, ait essayé de prouver expérimentalement que la différence de fonction des nerfs vient de
la différence des connexions de leurs extrémités centrales. « Après

— 89 —

» avoir, dit-il, mis à découvert les racines des nerfs spinaux, je
» trouvai que la section du faisceau postérieur, qui tirait son ori-
» gine de la partie supérieure de la moelle épinière, ne déterminait
» point de convulsions dans les muscles du dos ; ce qui arrivait dès
» que je touchais les racines antérieures avec la pointe du scal-
» pel. (1). ».

M. Magendie est le premier physiologiste qui ait répété les expériences de M. Bell : son premier mémoire sur ce sujet a été publié en juillet 1822 (2). Il résulte des nombreuses expériences qu'il
a faites pour trancher cette importante question, que les racines
postérieures ou supérieures, appartiennent aux nerfs sensitifs, que
les antérieures, qui ne sont pas toujours complétement insensibles,
appartiennent aux nerfs moteurs.

Suivant cet habile expérimentateur, le galvanisme appliqué aux
racines supérieures, ne détermine jamais de contractions.

Nous ferons remarquer ici que l'application de l'électricité à
l'étude du système nerveux demande beaucoup de circonspection,
et que nous avons dans les résultats si différents obtenus par divers expérimentateurs tout à fait dignes de foi, la preuve que
l'on est encore loin de connaître la loi du mode d'action de cet
agent sur le fluide nerveux ou sur le principe de l'activité nerveuse.

En 1823, Béclard confirma les expériences de MM. Ch. Bell,

_____

(1) *On the nervous system of the human body*. London, 1834, in-4°; pref.
p. XIII. Le résultat des expériences de Ch. Bell, imprimé en 1811, mais non publié,
ne fut connu que des amis de l'auteur ; le D' Cook en parla dans un ouvrage
qu'il publia en 1821. Au mois de Mars 1821, M. Shaw répéta devant les élèves de
M. Bell les expériences qui prouvaient l'existence de deux espèces de nerfs. On en
publia le résultat dans le *Medical and physical Journal* pour le mois d'octob re
1822.

(2) *Journal de physiologie*, Paris, 1822, T. 2, pag. 276 et 366.

et Magendie; Fodéra, par ses expériences, laissait subsister la question, ou plutôt la faisait revivre. Bellingeri place le siège de la sensibilité dans la substance grise de la moelle épinière et n'admet point de nerfs spécialement destinés soit à l'excitation motrice, soit à l'excitation sensitive ; c'est-à-dire qu'il déplace la question au lieu d'en chercher le solution. Les expériences de Schœpfs manquent de rigueur, et celles de l'illustre Meckel ne font point disparaître tous les doutes qu'avaient soulevés les expérimentateurs plus ou moins habiles, qui avaient succédé à MM. Bell et Magendie. M. J. Muller a considéré avec raison, comme une cause d'erreur, et par conséquent du peu d'accord qui existe entre les divers expérimentateurs, non-seulement la difficulté de mettre à découvert la moelle épinière du chien et des animaux dont le rachis est recouvert d'une épaisse couche de muscles, et dont la moelle épinière est entourée de veines volumineuses, sans une abondante hémorrhagie, mais encore la terreur, l'effroi qui s'empare des victimes de ces cruelles expériences , c'est pourquoi il a eu recours à des animaux dont le système nerveux est tout aussi irritable, mais qui, étant moins accessibles à la crainte, et pouvant survivre assez long temps à une hémorrhagie même abondante, donnent des résultats plus semblables entre eux, et plus faciles à obtenir. La grenouille (*Rana esculenta*) a été le sujet des expériences de J. Muller (1). En 1835, le docteur Seubert a répété les expériences de Magendie et de Muller, et s'est trouvé tout à fait d'accord avec l'illustre professeur de Berlin (2).

(1) Froriep's *Notizen*, 1831, Mœrz, n° 646. — *Handbuch der Physiologie des Menschen*. 1. Bd. 1838, S. 651. V. aussi la traduction du même ouvrage, *Physiologie du système nerveux*, par A. J. L. Jourdan. Paris. 1840. T. 1, p. 85.

(2) Tiedemann u. Treviranus, *Zeitschrift f. Anat. u. Physiol.* 1835, S. 35.

D'après Muller, *l'irritation mécanique des racines postérieures des nerfs, qui se rendent aux membres postérieurs de la grenouille, n'est jamais suivie de la moindre contraction des muscles de ces mêmes membres.* Dans cette expérience, après avoir mis à découvert les racines des nerfs de la grenouille, on soulève avec une aiguille à cataracte celles qui correspondent aux racines postérieures dans l'homme, et l'on en fait la section. On soumet ensuite la portion de ces racines qui se rend aux membres, à divers genres d'irritation; et l'on arrive au résultat que nous venons d'exprimer. Si l'irritation était appliquée aux racines postérieures, tandis qu'elles sont en rapport direct avec le cordon rachidien, il en résulterait des contractions; soit dans le membre correspondant, soit dans les muscles voisins du faisceau nerveux irrité. On obtiendra le même résultat après la section des racines postérieures, si l'on irrite la portion de ces racines qui se continue avec la moelle épinière. Nous verrons tout à l'heure, que ces phénomènes qui n'avaient échappé ni à Muller ni à Seubert, avaient été étudiés et bien compris par le docteur Marshall-Hall, plusieurs années auparavant, sous le nom *d'action réfléchie du système nerveux.* Ces résultats, loin de contredire ceux de Bell et de Magendie, les confirment.

Si, après avoir préparé les racines antérieures du nerf postérieur de la grenouille, comme nous venons de le dire, on en fait la section, on observera des contractions dans le membre correspondant; d'abord, au moment de la section, et ensuite pendant un temps plus ou moins long, chaque fois que l'on irritera l'extrémité de la portion du nerf qui appartient au membre. En irritant la portion de la même racine qui se continue avec le cordon rachidien, on n'obtiendra point de contractions. Tels sont les ré-

sultats fournis par l'irritation directe ; comme la piqûre , le pince-
ment ou la compression des racines des nerfs.

L'action de l'électricité donne des résultats tout à fait semblables, quel que soit le sens du courant électrique , soit par
rapport au faisceau nerveux, ou à l'axe longitudinal de l'animal
quand on applique cet agent aux nerfs moteurs séparés du
centre cérébro-spinal. Ainsi, que le courant électrique traverse
transversalement l'extrémité périphérique d'une ou de plusieurs
racines antérieures convenablement isolées, en les plaçant sur une
plaque de verre, ou que l'on complète le cercle galvanique en
mettant le pole positif en contact avec l'extrémité libre du nerf , et
le pole négatif en contact avec un point du tronc de ce même nerf
mis à découvert, et *vice versa*, on verra toujours les muscles auxquels se distribue ce nerf se contracter. Les résultats sont encore
les mêmes , ou n'offrent de différences que dans l'énergie des contractions, quand on ferme le cercle en touchant le membre auquel
le faisceau nerveux se distribue, ou même un point quelconque de
l'animal , pourvu que la grenouille soit très irritable.

Les mêmes expériences , faites sur les nerfs dont les racines sont
postérieures dans l'homme, ne produisent jamais de contractions
quand leurs racines sont bien isolées des racines antérieures par
une plaque de liége ou de verre.

Quand on agit sur l'extrémité centrale des nerfs postérieurs, on
détermine ou des signes de douleurs ou des contractions : ses dernières se manifestent dans le membre auquel se distribuent les nerfs
sensitifs dont a irrité les racines, si les racines antérieures sont
encore intactes , ou dans divers muscles à la fois , et même dans
ceux du côté opposé, si elles ont été coupées.

Ces expériences prouvent que les racines antérieures appartiennent spécialement aux nerfs qui se rendent aux muscles; ou qu'elles servent de conducteurs à l'influx nerveux moteur, tandis que les racines postérieures appartiennent aux sens et conduisent l'influx nerveux sensitif.

Afin de mettre hors de doute la différence de fonctions qui existe entre les racines antérieures et les racines postérieures, et pour découvrir la marche de l'influx nerveux, on a fait les expériences suivantes :

On a mis à découvert les racines des nerfs des membres postérieurs d'une grenouille : d'un côté, on a coupé les racines antérieures, et de l'autre côté les racines postérieures. L'un des membres postérieurs s'est donc trouvé après cela , en rapport avec le cordon rachidien, seulement par ses nerfs sensitifs, et l'autre par ses nerfs moteurs. En pinçant ou en brûlant la patte du membre tenant à la moelle épinière par les racines postérieures , on obtient des signes de douleurs et pas de mouvements dans ce membre, sur une grenouille, et à plus forte raison, sur un jeune chien ; en faisant la même chose sur la patte qui ne tient à la moelle épinière que par les racines antérieures, on n'aperçoit aucun signe qui prouve que l'animal ait la conscience des lésions que l'on fait subir à sa patte. Mais si, au moyen d'un faible courant électrique, tel que celui qui résulte de deux couples de dix à quinze centimètres de côté , on irrite la moelle épinière un peu au dessus du point où les racines des nerfs en expérience se réunissent au cordon rachidien, on obtiendra de vives contractions dans le membre dont les racines antérieures sont restées intactes ; tandis qu'il ne se passera rien dans celui qui n'est en rapport avec le système cérébro-spinal que par les racines postérieures.

Il reste à prouver que *le fluide moteur marche toujours du centre à la périphérie.* On vient de voir que l'irritation de la portion des racines postérieures qui reste attachée au cordon rachidien, après la section de ces racines, ne détermine jamais de contractions musculaires. Si l'on met à découvert le nerf sciatique ou le nerf facial d'un lapin, de manière à pouvoir agir sur le tronc de ces nerfs et de quelques-unes de leurs divisions, on verra qu'en irritant le tronc du nerf avant qu'il s'en soit séparé aucune branche, tous les muscles auxquels il se distribue entreront en contraction. Si l'agent irritant est appliqué au tronc du nerf après que plusieurs rameaux s'en sont déjà séparés, il n'y aura que les muscles dont les nerfs naissent au-dessous du point irrité qui se contracteront. Enfin si l'on irrite un seul rameau de ce nerf, on n'apercevra de contractions que dans les muscles auxquels ce rameau se distribue. Ces expériences faites par J. Muller, et variées et répétées avec tout le soin possible, ont toujours fourni les mêmes résultats. Si nos propres expériences pouvaient avoir quelque valeur après celles d'un homme non moins célèbre pour sa science que pour sa bonne foi, nous dirions que nous avons fait nous-même toutes ces expériences, et que nous avons obtenu les mêmes résultats que le savant physiologiste de Berlin.

Les expériences dont nous venons de faire connaître les résultats démontrent non-seulement *que les nerfs sensitifs de l'homme et des animaux vertébrés sont en rapport avec le cordon rachidien, au moyen des racines postérieures, et les nerfs moteurs au moyen des racines antérieures;* mais que, contrairement aux opinions anciennement reçues, ces deux espèces de nerfs n'exercent aucune influence l'une sur l'autre, hors des centres nerveux ; ou bien encore, que les nerfs ne s'anastomosent pas. En effet, nous avons vu que la patte d'un animal qui ne tient au cordon rachidien que

par les racines antérieures ou par les nerfs moteurs, peut être
brûlée sans que l'animal s'en aperçoive, et sans qu'il en résulte de
contractions dans le membre. Le contraire devrait arriver s'il existait des anastomoses entre les nerfs sensitifs et les nerfs moteurs.
Ces anastomoses n'existent donc pas. Mais ce n'est pas seulement
entre des nerfs de nom contraire (nous pouvons distinguer ainsi
les nerfs sensitifs dont l'activité est centripète, et les nerfs moteurs
dont l'activité est centrifuge) qu'il n'existe point d'anastomose, il n'en
existe pas non plus entre les faisceaux nerveux de même nom. L'expérience dont nous nous sommes servi et que nous avons rapportée
et répétée d'après Muller, prouve de la manière la plus évidente,
que ce que l'on prend pour des anastomoses entre les rameaux soit
du nerf facial, soit du sciatique, consiste seulement en un mélange de filets. On peut encore, suivant le physiologiste que nous
citons, vérifier ce fait de la manière suivante : Si, après avoir
isolé sur une plaque de verre, les racines qui, en se réunissant,
vont former les nerfs moteurs d'un des membres postérieurs de
la grenouille, on irrite une seule de ces racines, il n'y aura que
le muscle ou les muscles qui en reçoivent des filets qui se contracteront. D'où l'on doit conclure que les filets dont se composent ces
racines, ne s'anastomosent pas dans le tronc du nerf. Nous avons
essayé de répéter cette expérience, mais elle ne nous a pas aussi
bien réussi qu'à M. Muller. Il est probable que cela tient aux conditions de l'expérience que nous n'aurons pas su instituer avec autant d'habileté que lui.

*Les nerfs sensitifs ne s'anastomosent pas davantage que les nerfs
moteurs.* — Cette proposition ne peut se prouver que par les expériences que nous pouvons faire sur nous-mêmes. La plus simple
consiste à piquer un point quelconque de notre enveloppe cutanée.

Nous ne nous trompons jamais sur le siége de la douleur qui en
résulte ; et si l'on nous pique à notre insu , nous portons instincti-
vement la main sur la piqûre. Or, si les nerfs sensitifs s'anastomosaient , il est évident que l'impression douloureuse devrait arriver
au sensorium par une foule de filets nerveux à la fois ; et , comme
l'âme rapporte toujours la cause des sensations agréables ou pénibles qui lui sont transmises par les nerfs tactiles à l'extrémité périphérique de ces nerfs, il s'ensuivrait nécessairement qu'une seule
piqûre produirait la sensation de milliers de piqûres : ce qui n'a jamais lieu. Il y a plus, non seulement le toucher ne nous donne pas
la sensation de plusieurs piqûres quand il n'y en a qu'une, mais ce
sens ne nous donne souvent que la sensation d'une piqûre quand
nous en recevons deux ou même davantage. Ainsi , E. H. Weber a
prouvé expérimentalement, qu'à moins qu'une certaine distance,
qui est variable pour les différentes parties de la peau, se trouve
entre les points simultanément affectés, on n'éprouve que la sensation d'une seule piqûre. Il est impossible de donner une explication de ce phénomène. Toutes les hypothèses que l'on a proposées
pour en rendre raison, tombent devant ce fait ; c'est que, quel que
soit le point de la surface cutanée que l'on pique avec une seule
pointe, l'impression est transmise, la sensation perçue et rapportée au point qui a été piqué (1).

Une expérience que l'on fait journellement pour prouver que le
toucher nous induit en erreur, prouve que les nerfs tactiles transmettent directement l'impression qu'ils ont reçue : elle consiste à
croiser le doigt médian sur l'index, et à placer une petite boule
entre les extrémités de ces deux doigts. Tout le monde sait que

(1) *Handbuch der Physiologie des Menschen*, v. Müller. 1838. 1ter Bd. S. 742
Y. aussi la traduction française, par M. Jourdan. T. 1. pag. 134.

dans ce cas, on reçoit la sensation que produiraient deux petites
boules, placées l'une contre le bord radial de la dernière phalange
de l'index, l'autre contre le bord cubital de celle du doigt médius :
et c'est ce qui doit nécessairement résulter de cette expérience, qui
prouve que les impressions sont transmises de la même manière,
bien que nous ayons changé le rapport de position normale qui
existe entre les organes tactiles. Le changement de position des organes et l'absence d'anastomoses entre les nerfs sensitifs rend très
bien compte du faux rapport que nous fait le toucher dans cette
circonstance.

§ 1. *Fonctions de l'encéphale.*

C'est principalement à Rolando et à M. Flourens que la science
est redevable de ce qu'elle a acquis de positif sur les fonctions des
centres nerveux.

*L'encéphale est le siége de l'âme, du moi, et par conséquent de
tous les actes volontaires.* — L'histoire des maladies de l'homme
prouve sinon directement, du moins très approximativement cette
proposition. Non seulement l'homme auquel on enlève un ou plusieurs de ses membres ne perd rien de sa force intellectuelle ; mais
la moelle épinière peut être lésée jusque dans le voisinage du renflement supérieur nommé moelle allongée, d'où partent les nerfs
respiratoires, sans que les facultés intellectuelles soient détruites.
La volonté aura perdu son empire sur les organes du mouvement,
mais il n'en existera pas moins. Enfin ne voyons-nous pas dans certaines maladies, les organes de la vie végétative s'éteindre par degrés, et l'activité intellectuelle persister jusqu'aux derniers moments
de l'existence ? Sans doute, les manifestations de cette activité se-

13

ront souvent empreintes de désordre ; elle s'exercera sur des idées disjointes ou mal assorties ; comme l'indiquera l'incohérence du langage : mais n'en concluera-t-on pas que l'encéphale est attaqué ? Et cette conclusion n'est-elle pas une preuve que depuis long-temps, on a deviné que le cerveau était l'organe de la pensée ? *Avoir le transport au cerveau* est une locution bien ancienne. Mais on pourra dire que dans beaucoup de circonstances, les pathologistes ne découvrent aucune lésion matérielle de l'encéphale chez des personnes qui ont vécu pendant des années, aliénées. Cette objection n'en est pas une pour celui qui s'est un peu occupé de la structure des parties centrales du système nerveux. Il comprendra même difficilement que l'on ait pu se prononcer sur l'état normal ou anormal d'un organe dont la structure est si complexe, après l'avoir tailladé grossièrement, comme on le fait habituellement dans les salles d'autopsies. Nous avons dit que la partie des centres nerveux que l'on nomme substance grise se compose presque uniquement de filets nerveux et de globules qui semblent former l'atmosphère propre de ces filets. Nous avons dit qu'il ne fallait pas confondre ces globules avec ceux, beaucoup plus volumineux, que l'on rencontre dans la substance blanche, que nous avons considérés comme des globules graisseux destinés à soutenir, à protéger et à isoler peut-être, les nombreux filets qui les traversent (1). Nous avons de plus, *supposé* que la substance grise est le centre de l'activité nerveuse, tandis que la blanche, formée de filets nerveux encore entourés de leur atmosphère propre et séparés par une substance grasse, n'étaient que des conducteurs : si ces opinions, fondées sur l'anatomie microscopique, ont quelque valeur, et nous

(1) Voyez : *Compts rendus de l'académie des sciences.* Paris, 1840. 2ᵉ semestre.

sommes d'autant plus disposé à le croire qu'un chimiste distingué, M. Frémy, vient de confirmer tout récemment, au moyen de l'analyse chimique, la différence de composition entre la substance grise et la substance blanche que nous avions reconnue par l'anatomie, il s'ensuit que tout pathologiste qui voudra sérieusement interroger l'organe de la pensée sur la cause matérielle des aberrations de l'intelligence, devra non seulement s'armer d'un scalpel, mais *de patience, d'un bon microscope, et bientôt probablement d'une boîte de réactifs*.

La colère, l'ivresse produite par le vin ou les passions, font déraisonner, et mettent beaucoup d'hommes dans un état voisin de celui que l'on nomme folie; quand ils ne l'amènent pas tout-à-fait. Cela ne tient-il pas à une lésion matérielle du cerveau? L'encéphale, comme toutes les autres parties du système nerveux, est d'autant plus actif que, dans un temps donné, il reçoit plus de sang; ou en d'autres termes, tout ce qui accélère la circulation augmente l'activité nerveuse. Les jugements se forment rapidement, il est vrai: mais cependant, il faut à l'intelligence un temps quelconque pour les former; car elle ne juge qu'après avoir comparé ses sensations, ses perceptions ou ses idées. Or, si les unes ou les autres lui arrivent en foule; si elles passent devant elle avec une telle rapidité que leurs rapports ne soient qu'incomplétement saisis, ou si une idée se trouve rapprochée d'une autre avec laquelle elle n'a que peu ou point de rapport, il en résultera nécessairement une foule de jugements faux, sans qu'il y ait autre chose qu'une lésion de fonction de l'instrument de la pensée. Aussi voyons-nous, dans ces cas, tout rentrer dans l'ordre quand la cause de l'excitation a disparu. Cette remarque a pour but de prévenir une objection qui, même quand

on la laisserait sans réponse , ne prouverait pas du tout que le cerveau n'est pas l'organe de la pensée. Mais si la pensée peut toujours
se manifester tant que l'encéphale n'a point éprouvé de lésion, il
n'en est plus ainsi dès qu'il est attaqué. Toute lésion soudaine du
cerveau entraîne un trouble très prononcé des fonctions intellectuelles : et il n'est pas exact de dire que, quand ces lésions sont
amenées lentement, cet organe peut être facilement détruit sans
trouble notable de ces fonctions. Ces assertions reposent sur des
faits, ou mal observés, ou mal vus, ou mal interprétés. Ce sont,
comme on le dit, des exceptions qui confirment la règle, ou,
en d'autres termes, des faits tellement extraordinaires qu'ils ne
méritent pas une attention sérieuse.

Cependant, comme dans les sciences d'observation, une assertion qui repose sur un ou plusieurs faits ne peut être détruite que
par des faits qui autorisent une assertion contraire, on a recours à
l'expérience.

La compression que l'on exerce sur les lobes antérieurs du cerveau d'un mammifère ou d'un oiseau, après avoir enlevé seulement une portion de la voûte crânienne, produit toujours le *coma*,
et cet état cesse dès que la compression cesse. Ainsi une action
directe sur le cerveau produit instantanément la perte de l'intelligence, ou mieux la cessation des actes intellectuels, qui repa-
raissent dès que la cause du trouble est enlevée.

En disant tout à l'heure, que les passions pouvaient amener des
dérangements intellectuels, que nous avons expliqués par une
circulation sanguine plus ou moins accélérée, nous prouvions deux
choses : 1° L'influence de l'âme sur les viscères de la vie végétative par l'intermédiaire du système nerveux central ; 2° la réaction
des organes de la vie végétative sur la manifestation de l'activité

intellectuelle, par l'intermédiaire du système nerveux végétatif agissant directement sur celui de la vie animale. Mais en admettant que le trouble que l'on observe dans ce cas soit dû à une accélération du sang, ne pourrait-on pas considérer l'effet produit sur les centres d'activité nerveuse, comme étant analogues à ceux qui résultent de la compression?

L'âme réside-t-elle tout entière dans le cerveau? M. J. Muller répond négativement ; c'est-à-dire qu'il pense qu'elle s'étend à toutes les parties vivantes de l'organisme. La preuve qu'il en donne repose sur ce fait bien connu, que plusieurs animaux inférieurs, tels que les planaires, les polypes, les vers, peuvent être divisés et donner naissance à presqu'autant d'animaux que l'on fait de tronçons : que plusieurs de ces animaux sont gemmipares : ce qui prouverait, suivant lui, que l'âme est divisible dans ces animaux. Mais il va plus loin ; il prétend que quelque chose de semblable a lieu dans les animaux supérieurs et dans l'homme lui-même. Il est bien vrai qu'ils ne se reproduisent pas de boutures, à la manière des polypes ; mais il voit dans l'ovule qui se sépare de la femme et des femelles, et dans la semence du mâle un phénomène analogue ; de sorte qu'il y aurait dans l'un, une portion de l'âme de la mère et dans l'autre une portion de celle du père. Or, l'expérience nous apprend qu'il suffit du contact de ces deux éléments, pour reproduire un être de la même espèce ; l'ovule et la semence contiennent donc à la fois le principe psychique et vital nécessaire à la reproduction d'un nouvel individu.

Cette question, comme beaucoup d'autres du même genre, sort du domaine de la physiologie expérimentale : M. Muller le sent bien lui-même. On peut encore se demander si l'âme n'est pas latente dans l'embryon, de sorte que son activité ne se manifesterait

que lorsque celui-ci aurait, en vertu du principe vital, acquis
un certain développement. La preuve tirée des animaux inférieurs ne prouve nullement la divisibilité de l'âme. En supposant que les polypes, les planaires, en aient une, qu'ils aient une
volonté, et que les mouvements qu'ils exécutent ne soient pas analogues à ceux des viscères des animaux supérieurs, ce qui nous
paraît bien plus probable, nous ne voyons point qu'il soit nécessaire
d'invoquer la présence d'une portion d'âme pour expliquer le
développement des portions de cet animal et leur retour à l'état
d'animal complet ; pas davantage que pour expliquer le développement d'un ovule végétal ou d'une portion de végétal.

Il nous paraît contradictoire de prouver, comme M. Muller le fait,
que le siége des fonctions intellectuelles réside dans le cerveau, et
cela en faisant voir que l'on peut, pour ainsi dire, réduire l'animal
à la tête, sans que les actes volontaires cessent ; et que par conséquent l'intelligence ne réside point dans un autre organe, et
d'admettre ensuite que l'âme, principe de tout acte intellectuel,
puisse se diviser et être diminuée dans les mêmes proportions que
le corps.

La vie est-elle de même nature que l'âme ? M. J. Muller paraît
le penser.—Eh bien ! malgré la déférence que nous avons pour
un homme d'un aussi grand mérite, nous croyons que ni la physiologie ni la philosophie n'autorisent cette conclusion ; nous ne
savons rien sur la nature des principes. Mais il est incontestable
que les plantes vivent, et que leur accorder une âme, comme l'ont
fait quelques philosophes, serait leur faire don d'un principe d'activité dont elles paraissent n'avoir pas eu l'occasion de tirer parti
jusqu'à ce jour.

§ 2. *Des fonctions du cerveau.*

Rolando, M. Magendie et M. Flourens ont fait un grand nombre d'expériences sur le cerveau des animaux vertébrés.

1° *Hémisphères cérébraux.* — Si l'on enlève l'un des hémisphères cérébraux, l'animal devient, suivant M. Flourens, aveugle et sourd du côté opposé. Si l'on fait l'ablation des deux hémisphères, l'animal ne voit plus, n'entend plus et n'odore plus. Cependant, si on le met sur le dos, il cherche à se remettre sur les pieds : si c'est un oiseau sur lequel on a fait l'expérience, et qu'on le jette en l'air, il étend les ailes : le sens du toucher existe donc encore. Maintenant, les mouvements qu'il exécute pour reprendre l'équilibre, ceux qu'il fait en l'air, sont-ils dus à l'action réfléchie du système nerveux ou à l'action de la volonté? G.Cuvier, dans le rapport qu'il fit sur les expériences de Legallois et de M. Flourens, admet que le siége de la volonté s'étend à toute la partie cérébro-spinale du système nerveux ; il n'hésite donc pas à considérer comme volontaires les mouvements qu'exécute l'animal privé d'hémisphères cérébraux. Il est vrai que Cuvier ne connaissait pas les lois de l'action réfléchie du système nerveux : mais M. Muller, qui n'ignore rien de ce qui se sait en physiologie, n'attribue pas non plus ces mouvements à la réflexion nerveuse. «Il est vrai, dit-il, que l'animal » ne pense plus, ne réfléchit plus ; mais il sent encore et réagit par » des mouvements qui ne sont point de simples phénomènes de ré- « flexion nerveuse.» Nous verrons plus loin, s'il existe, en effet, une différence bien tranchée entre les mouvements en question et ceux qu'exécute un animal décapité. Il ne s'agit que d'établir que dans un cas, les mouvements sont volontaires, tandis qu'ils ne le sont pas dans l'autre.

— 104 —

La pathologie nous apprend que les hémisphères cérébraux de
l'homme peuvent être lésés sans douleur : les seuls symptômes
que l'on observe consistent en un dérangement des fonctions intellectuelles, en une disposition au sommeil ou au coma et en une
cécité partielle ou complète, suivant que l'un ou les deux hémisphères sont attaqués. Elle nous apprend encore, que la cécité partielle est consécutive à la lésion de l'hémisphère du côté opposé.

La physiologie expérimentale est venue confirmer les observations des pathologistes. M. Flourens a pu piquer les hémisphères
d'un petit lapin, sans produire la moindre contraction musculaire.

J'enlevai, dit-il, les hémisphères, par couches successives, sur un
pigeon : l'animal resta impassible (1).

« Je découvris le cervelet sur un autre pigeon ; je le perçai de
» part en part, et dans tous les sens, avec une aiguille ; je le coupai
» par tranches successives : l'animal ne bougea pas. »

« Je passai aux hémisphères cérébraux ; il ne bougea pas davantage. »

« J'enlevai toute la paroi crânienne du côté gauche, sur un jeune
» chien : je piquai, je déchiquetai les lobes cérébraux et le cervelet
» de ce côté : l'animal ne fut ni troublé ni agité. »

Ces expériences, M. Flourens les a répétées sur un grand nombre d'animaux, et toujours, dit-il, avec les mêmes résultats. Heit-
wig, au rapport de Muller, les a confirmés en Allemagne, par de
nombreuses expériences.

Toutes les fois qu'il s'agit des hémisphères des lapins, et des oiseaux surtout, nous ne devons pas oublier que c'est plutôt sur les
corps striés que l'expérience porte que sur quelque chose d'analogue
aux hémisphères des mammifères supérieurs. Il paraîtrait, d'après

(1) *Propriétés et fonctions du système nerveux*, Paris, 1824, p. 18.

cela, que les corps striés appartiennent |principalement, sinon essentiellement, à une fonction autre que celle du mouvement, et que ces parties centrales, destinées probablement à être l'intermédiaire de la perception des sensations dues aux impressions faites sur les organes des sens. sont elles-mêmes insensibles.

Quand on enlève l'un des lobes cérébraux, l'animal cesse de voir du côté opposé ; cependant l'iris de cet œil conserve sa mobilité.

« Si c'est le lobe cérébral droit d'un pigeon(1), par exemple, il se manifeste une faiblesse assez marquée dans toutes les parties situées à gauche. La durée et l'intensité de cette faiblesse sont très variables d'un animal à l'autre. Chez tous, les forces ne tardent pas à reprendre leur équilibre, et la disproportion entre les deux côtés disparaît. »

» Quant à mon pigeon, dit le savant académicien que nous citons, il voyait très bien de l'œil du côté du lobe enlevé ; il entendait, se tenait debout, marchait, volait, et paraissait d'ailleurs assez calme. »

Les animaux paraissent en général, très effrayés immédiatement après cette mutilation.

M. Flourens enleva les deux lobes cérébraux à la fois, sur un autre pigeon. « L'animal se tenait très bien debout ; il volait quand
» on le jetait en l'air ; il marchait quand on le poussait ; l'iris de
» ses yeux était très mobile, et pourtant il n'y voyait pas ; il n'en-
» tendait pas, ne se mouvait jamais spontanément, *affectait* pres-
» que |toujours les allures d'un animal dormant ou assoupi ; et
» quand on l'irritait, durant cette espèce de léthargie, il affectait
» encore les allures d'un animal qui se réveille.

(1) Flourens. L. C. p. 29.

14

» Dans quelque position qu'on le mît, il reprenait parfaitement
» l'équilibre, et ne se reposait pas qu'il ne l'eût repris.

» Je le plaçais sur le dos, il se relevait ; je lui mettais de l'eau
» dans le bec, et il l'avalait ; il résistait aux efforts que je faisait
» pour lui ouvrir le bec ; il se débattait quand je le gênais ; il ren-
» dait ses excréments ; la moindre irritation l'agitait et l'importu-
» nait. »

» Lorsque je l'abandonnais à lui seul, il restait calme et absorbé ;
» *dans aucun cas, il ne donnait aucun signe de volonté. En un mot,*
» *figurez-vous un animal condamné à un sommeil perpétuel, et privé*
» *de la faculté même de rêver durant ce sommeil.* Tel à peu près,
» était devenu le pigeon auquel j'avais retranché les lobes céré-
» braux. »

On avait beau piquer, pincer, brûler, un autre pigeon que l'on
avait traité de la même manière que le précédent, *il remuait, s'a-*
gitait, marchait, mais toujours sur la même place ; il ne savait plus
fuir.

M. Flourens a fait la même expérience sur des grenouilles, et il
a obtenu les mêmes résultats ; c'est-à-dire que l'animal privé de
ses lobes cérébraux a toujours cessé de voir et d'entendre, et de se
mouvoir spontanément : d'où il conclut que les lobes cérébraux
« *sont le siége exclusif de la volition et des sensations.*

Cependant, nous voyons que les animaux, après cette mutilation, remuent, s'agitent, marchent quand on les tourmente. En
supposant que ces mouvements soient involontaires, ce que nous
admettons, il est évident que les animaux ne sont pas insensibles. Ces
expériences mettent hors de doute que, quelle que soit leur irritabilité, ils ont perdu la faculté de percevoir, et de se mouvoir spontanément. Or, être apte à percevoir n'est pas du tout la même chose

qu'être apte à recevoir des sensations; ou en d'autres termes, on peut sentir et souffrir sans percevoir. On peut se mouvoir sans avoir la conscience que l'on se meut, ou mieux, on peut se mouvoir pour éviter la douleur, et seulement pour cela, ces derniers mouvements sont des mouvements instinctifs ou réfléchis, ils ne sont donc pas dus à un acte spontané de la volonté, acte dont les animaux privés des lobes cérébraux sont incapables (1).

Hertwig a, comme nous l'avons déjà dit, répété les expériences de M. Flourens. Il a pu enlever les lobes cérébraux sans que l'animal parût souffrir. Un chien, cependant, parut souffrir de la lésion de la base du cerveau. Un autre, auquel Hertwig avait enlevé les deux hémisphères, avait perdu la faculté de se mouvoir volontairement; il était dans un état de stupidité complète. Si on l'irritait, il faisait quelques pas et retombait par terre dans un état comateux. Il n'entendait pas un coup de pistolet. Un pigeon soumis à la même expérience, c'est-à-dire auquel Hertwig enleva la partie supérieure des hémisphères, perdit la vue et l'ouie, et parut dormir. Il le nourrit. Il n'avalait pas le grain qu'on lui mettait seulement dans le bec, mais bien celui qu'on y enfonçait jusqu'à la base de la langue. Cet état dura quinze jours; après quoi l'ouie et la vue revinrent en grande partie; ce pigeon vécut trois mois. Le même expérimentateur détruisit presque jusqu'à leur base, les lobes antérieurs du cerveau d'une poule; elle perdit la vue, l'ouie, le goût et l'odorat; elle se tenait constamment dans le même endroit, ne donnait aucun signe de son existence à moins qu'on ne l'irritât fortement; et alors elle poussait quelques cris. Cet état dura trois mois sans que l'activité des sens se rétablît (2).

(1) M. Flourens a fait à peu près les mêmes réflexions.
(2) V. Müller. *L. C. T. I.* p.858. — *Physiologie du système nerveux.* trad.

Ces expériences sont concluantes, pour les oiseaux surtout ; mais je crois qu'on ne peut conclure d'un oiseau à un mammifère dont les circonvolutions cérébrales sont développées, sans dire si l'on a ou non lésé les corps striés. Un grand nombre de faits prouvent qu'une portion, même considérable, des circonvolutions céré-brales peut être détruite sans paralyser les organes et sans porter un trouble bien notable dans l'exercice des facultés intellectuelles. S'il y a un dérangement dans ce cas, ce n'est qu'au moment de l'accident ; peu à peu, on voit l'équilibre se rétablir. Ce qui ne prouve pas, comme le disent quelques physiologistes, qu'une partie du cerveau puisse en suppléer une autre (1). Avant d'avancer cette assertion, il eût fallu déterminer quelle est la partie active des hémisphères, et démontrer ensuite qu'il s'y trouvait des par-ties. Si, comme nous le pensons, la substance grise est le centre de l'activité nerveuse, on conçoit très bien que les fonctions de la coque encéphalique continue, même après la destruction d'une portion considérable de cette coque ; puisque la substance grise, siége et or-gane des actes intellectuels les plus élevés, forme un tout continu. S'il m'était permis de me servir d'une comparaison, sans doute grossière, j'assimilerais les différents centres d'activité cérébrale à une batterie électrique, et je dirais que l'on ne détruit pas les fonctions de cette batterie par cela seul qu'on lui enlève quel-ques jarres : on l'affaiblit et voilà tout.

Mais toutes les fois que la lésion ira jusqu'aux corps striés, que, d'après nos études anatomiques, nous considérons comme des

par A. J. L. Jourdan. Paris, 1840, T. 1, pag. 422. — M. Flourens a conservé une poule dans le même état pendant presqu'une année entière.

(1) M. Flourens, dans son second mémoire a administré la preuve de ce que nous disons ici.

centres d'activité d'où émanent tous les actes instinctifs et tous les actes volontaires résultant de la perception et non de la réflexion, et où viennent aboutir un nombre plus ou moins considérable des filets nerveux des sens, tandis que d'autres les traversent pour aller se terminer à la substance grise des circonvolutions, on comprend très bien que l'équilibre ne puisse plus se rétablir si la lésion a été profonde (1). Ainsi la paralysie des organes des sens, du côté opposé à la lésion devra persister, lors même que les actes intellectuels se rétabliront dans les oiseaux ou les rongeurs; mais quand la lésion portera sur les deux lobes, la vie de relation se trouvera détruite chez les animaux supérieurs ; les lésions des circonvolutions affaibliront et finiront par détruire l'organe des idées abstraites, de la pensée, et par conséquent de la réflexion. L'homme sur lequel de pareilles lésions auraient été faites pourrait encore avoir de l'intelligence ; mais les actes de cette intelligence finiraient par s'affaiblir au point de le placer presque sur la même ligne que la brute, et même au-dessous. Bientôt il perdrait la faculté de parler ; nous dirons plus loin pourquoi.

Tubercules quadrijumeaux, et couches optiques. M. Flourens a vu l'ablation des tubercules quadrijumeaux des pigeons être suivie de cécité d'abord, et, plus tard de la paralysie de l'iris. Quand on n'enlève qu'un des tubercules quadrijumeaux, c'est de l'œil du côté opposé que l'animal devient aveugle ; l'iris reste encore mobile pendant quelque temps.

Cela n'empêche point l'animal de se tenir debout, de marcher

(1) M. Flourens a incisé profondément tantôt longitudinalement, tantôt transversalement le cerveau de plusieurs poules et de plusieurs pigeons ; les parties lésées ont perdu, puis recouvré peu à peu leurs fonctions.

de voler ; il entend, et pousse *des gémissements*. Il tourne souvent sur lui-même du côté du tubercule enlevé ; mais, dès que l'irritation et la douleur dues à la mutilation qu'il a subie, ont cessé, il devient calme et reste parfaitement d'aplomb sur ses jambes.

L'ablation des deux tubercules produit une cécité complète et instantanée ; la paralysie de l'iris la suit peu de temps après.

« Ces expériences souvent renouvelées prouvent, selon M. Flourens, qu'aux tubercules quadrijumeaux appartient le principe primordial des contractions de l'iris. » Mais ce n'est pas seulement l'iris qui a perdu ses propriétés à la suite de cette mutilation ; car l'animal est devenu aveugle de l'œil du côté opposé au tubercule enlevé. Pour s'expliquer ce phénomène, il suffit de se rappeler l'entre-croisement des nerfs optiques, les connexions qui existent d'un côté, entre ces nerfs et les nerfs accessoires de l'organe de la vue, et de l'autre, entre les tubercules quadrijumeaux et les couches optiques, que M. Flourens a très probablement intéressées dans toutes les expériences qu'il a faites sur les tubercules quadrijumeaux des oiseaux. Quant aux trémoussements qu'il a observé au moment où il faisait l'ablation des tubercules, ils trouvent leur explication dans les connexions qui existent entre les parties lésées et les pédoncules cérébraux, et par conséquent avec la moelle épinière.

Cervelet. Le retranchement d'une moitié du cervelet rend les mouvements des membres désordonnés du côté opposé. Si l'on enlève la totalité du cervelet couches par couches, l'animal ne paraît pas souffrir ; mais peu à peu, ses mouvements se font avec une faiblesse de plus en plus marquée, et lorsque l'organe est enlevé en entier, l'animal n'exécute plus que des mouvements incertains et sans but apparent ; d'où M. Flourens conclut que le cervelet a pour principale fonction la co-ordonnation des mouvements volontaires.

Moelle allongée et moelle épinière. Les lésions de la moelle allongée et de la moelle épinière produisent toujours la paralysie du mouvement et du sentiment du même côté où la lésion a eu lieu. Si la moelle épinière et le cervelet étaient affectés du même côté, on observerait divers phénomènes, qu'il est désormais facile d'expliquer. Ainsi, la lésion du cervelet rendrait tous les mouvements du côté opposé irréguliers ; tandis que la lésion de la moelle allongée entraînerait ou une paralysie du mouvement et du sentiment dans toutes les parties situées au-dessous du point lésé, si la lésion du point intéressé s'étendait à toute l'épaisseur de la moitié de la moelle allongée : ou seulement une paralysie partielle, soit du mouvement, soit du sentiment, suivant qu'elle porterait sur les faisceaux moteurs ou sensitifs.

Protubérance annulaire, et pédoncules du cervelet. Suivant M. Magendie, la lésion de ces parties détermine un mouvement de rotation très rapide, qui persiste à peu près aussi long-temps que l'animal survit à l'expérience. Ce temps est quelquefois considérable ; M. Magendie dit l'avoir vu durer huit jours.

M. Flourens remarque que les lésions des lobes cérébraux, des tubercules et du cervelet ont un effet croisé double. Nous sommes persuadé qu'il faut comprendre dans la même catégorie les corps striés et les couches optiques, et nous ajoutons que cet effet aurait pu se déduire d'une étude attentive des connexions des différentes parties de l'encéphale. Nous avons éprouvé une bien vive satisfaction en voyant les résultats de nos recherches anatomiques venir confirmer ceux de l'habile physiologiste que nous venons de citer.

En résumé les hémisphères cérébraux sont indispensables :

1º A la perception des rapports qui existent entre les animaux et les corps extérieurs, au moyen de la vue, de l'ouïe, de l'odorat et du goût (1); et à la manifestation de l'activité intellectuelle, ce qui est presque une conséquence forcée de la première proposition.

2º Une lésion considérable des circonvolutions cérébrales ou de la coque encéphalique, peut avoir lieu sans déterminer de trouble bien notable dans la manifestation de l'activité intellectuelle. La principale différence portera sur l'intensité de cette activité.

3º Une lésion des corps striés détruira plus ou moins complétement les connexions anatomiques qui existent entre la substance grise des circonvolutions, où entre l'organe des actes intellectuels les plus élevés et l'organe de la perception des phénomènes. Les impressions reçues par les sens du côté opposé à celui de la lésion ne sont pas transmises à l'ame; d'où la stupeur, etc.

4º La lésion des tubercules quadrijumeaux et des couches optiques produit la paralysie de l'œil du côté opposé. L'iris qui reste sensible après l'ablation des corps striés, se trouve paralysée peu de temps après celle des tubercules quadrijumeaux et des couches optiques.

5º La lésion latérale de la protubérance annulaire et du pédoncule du cervelet détermine, suivant M. Magendie, un mouvement de rotation.

6º L'ablation d'une moitié du cervelet amène la faiblesse des mouvements du côté opposé et l'impossibilité de les coordonner. L'ablation de tout le cervelet rend l'animal incapable de donner aucune direction à ses mouvements.

7º Les lésions de la moelle allongée et de la moelle épinière agis-

(1) La paralysie de l'odorat et du goût a été également démontrée par M. Flourens.

sent toujours sur les parties situées du même côté que la lésion. Si la lésion est limitée aux faisceaux postérieurs de la moelle épinière, il y aura paralysie du sentiment; si elle a porté sur les faisceaux antérieurs, il en résultera une paralysie du mouvement.

§ 3. *De l'action réfléchie du système nerveux.*

Un grand nombre de phénomènes étaient expliqués et le sont encore, suivant quelques physiologistes qui ont négligé de suivre les progrès de l'anatomie et de la physiologie, par l'influence sympathique des différentes parties du système nerveux. Le mammifère quitte le sein de sa mère; l'oiseau, le reptile, etc., sortent de l'œuf; une condition d'existence exige que leur sang soit mis en contact ou en rapport avec l'air atmosphérique : le physiologiste vous dit que les canaux qui contiennent le liquide vivifiant, le sang, sont pourvus de filets du sympathique qui, dans les mammifères, les oiseaux, les reptiles, s'anastomosent, dans certains plexus, avec les nerfs des muscles inspirateurs; le besoin d'air produit une impression sur le sympathique qui la transmet aux nerfs des muscles inspirateurs; et une première inspiration a lieu, puis une seconde; et il n'y a pas de raison pour que ce mouvement s'arrête, ou du moins ne se continue pendant longtemps.

Toute cette explication repose sur une hypothèse dont la fausseté est maintenant démontrée : elle repose sur l'anastomose des nerfs. Il est démontré et par l'anatomie microscopique et par des expériences physiologiques bien instituées, dont les résultats sont constants, que ces anastomoses n'existent pas. Il suffit de ce fait pour renverser toute la théorie qui est basée sur les anastomoses. Mais afin de mettre dans tout son jour, la faiblesse de l'ancienne théorie et les grandes probabilités de celle qui s'appuie sur l'action réfléchie, indiquons rapidement les principaux phénomènes dont on avait cherché l'explication dans des sympathies hypothétiques, et comparons cette explication à celle qui se tire si naturellement de l'action réfléchie du système nerveux.

« A. La respiration détermine des contractions volontaires et des contractions involontaires. »

1° La toux n'est autre qu'une forte et soudaine expiration, provoquée par l'irritation des nerfs de la membrane muqueuse des voies aériennes.

Cette irritation est directe ou indirecte.

Elle est directe, quand elle est transmise aux nerfs bronchiques par une impression faite sur la membrane muqueuse des voies aériennes.

Elle est indirecte quand elle se manifeste à l'occasion d'une irritation directe faite sur la membrane muqueuse du conduit auditif interne, de la trompe d'Eustachi, de l'œsophage, de l'estomac, du tube digestif, et sur celle des voies urinaires.

2° *L'éternuement* n'est autre chose qu'une forte inspiration, immédiatement suivie d'une forte expiration. Ce phénomène se manifeste sous l'influence d'une irritation directe, celle de la muqueuse nasale ; ou indirecte, l'irritation de la rétine, celle que produit l'application du froid sur divers points du tégument externe.

3° Le *hoquet* consiste en une inspiration forte, et pour ainsi dire convulsive. Elle est occasionnée par un état particulier de l'estomac, qui détermine une contraction spasmodique du diaphragme.

B. « Les phénomènes qui accompagnent l'ingestion des matières alibiles offrent des mouvements dont les uns sont volontaires, les autres involontaires. »

1° *La préhension*, *la mastication* sont *volontaires*, ou mieux s'exécutent au moyen de mouvements volontaires.

2° *La déglutition* est due à des contractions musculaires successives qui sont indépendantes de la volonté, et que déterminent l'irritation provoquée par le contact du bol alimentaire ou des liquides, sur la muqueuse de la langue, du pharynx et de l'œsophage ;

3° *Toutes les contractions* du tube digestif, *normales* ou *anormales*, sont causées ou par une irritation de quelques points de sa membrane muqueuse, ou par une *influence indirecte.*

4° Au nombre des contractions normales du tube digestif, doivent être comptées les contractions successives qui constituent ce que l'on nomme mouvement péristaltique, au moyen duquel s'exécutent *la digestion* et *la défécation.*

Le vomissement est dû à une contraction antipéristaltique et par conséquent anormale pour l'homme et pour un grand nombre d'animaux.

5° *Le vomissement* peut être causé par l'irritation de la membrane muqueuse : 1° de l'estomac; 2° du pharynx ; 3° de l'organe du goût; 4° de l'odorat; 5° des voies génito-urinaires ; 6° par l'aspect de certains objets ou par leur contact.

6° *La défécation* peut être causée par l'irritation de la membrane muqueuse : 1° du rectum; 2° de l'estomac ; 3° du pharynx ; 4° du goût; 5° de l'odorat ; 6° par l'aspect du danger ; 7° par certains bruits.

C. *La miction* ou *l'expulsion de l'urine* peut être causée par l'irritation de la muqueuse : 1° de la vessie et principalement de la portion voisine du col ; 2° du canal de l'urètre ; 3° par l'impression du froid sur la peau externe ; 4° par une influence morale.

D. La parturition est déterminée par l'irritation de la membrane muqueuse de l'utérus et de l'organe lui-même.

E. La contraction de plusieurs ouvertures ; ou de plusieurs muscles orbiculaires n'est pas due à l'irritation portée directement sur ces mêmes muscles ou sur leurs nerfs. De ce nombre sont :

1° Les contractions de l'iris et de l'orbiculaire des paupières ; 2° du pharynx et de l'œsophage dans les animaux décapités ; 3° du sphincter de la vulve ; 4° de celui de l'anus ; 5° des muscles de la région périnéale ; 6° de la vessie.

Dans certains états du système nerveux que l'on doit nommer morbides, on observe des contractions spasmodiques, convulsives, tétaniques, ou des crampes à l'occasion d'une irritation, 1° de la peau ; 2° de la muqueuse digestive ; 3° de la muqueuse respiratoire ; 4° des voies génito-urinaires ; 5° du nerf auditif ; 6° du nerf optique.

Il n'est pas un de ces mouvement si nombreux, si variés, si complexes, qui n'ait trouvé jusqu'à ce jour, une explication dans les anastomoses que l'on supposait exister entre le grand sympathique et toutes les autres parties du système nerveux.

Ainsi, 1° les irritations qui mettent en jeu les nombreuses pièces de l'appareil respiratoire, étaient transmises par sympathie aux nerfs des muscles inspirateurs et expirateurs. La toux, l'éternuement, le hoquet trouvaient dans ces prétendues anastomoses, une explication qui semblait facile, et qui satisfaisait et satisfait encore le plus grand nombre des médecins.

2° Les différentes irritations du tube digestif, soit dans l'état de santé ou de maladie, déterminent de nombreuses contractions que l'on attribue encore aux anastomoses du grand sympathique avec les nerfs des muscles mis en mouvement. La déglutition, la digestion, la défécation, le vomissement s'expliquent encore par des anastomoses, quelle qu'en soit la cause.

3° C'est en vain que nous chercherions dans nos ouvrages classiques, à tous ces mouvements qui sont soustraits à l'empire de la volonté, une explication autre que celle qui s'appuie sur des anastomoses. C'est par des anastomoses entre les nerfs de la surface interne de la vessie et de la matrice, et les nerfs des muscles propres de ces organes et de l'appareil locomoteur qui se contractent en même temps qu'eux, que l'on explique la miction, la parturition, etc., etc.

Nous l'avons déjà dit, un seul mot suffit pour réduire au néant cette théorie : il n'existe point d'anastomoses. Quand même nous nous en tiendrions là, ce serait quelque chose d'avoir fait voir que l'on était dans l'erreur. Mais nous n'en sommes pas là. Grâce aux expériences et aux recherches de Marshall-Hall et de Muller, nous pouvons donner de tous ces phénomènes une explication qui satisfait d'autant mieux notre esprit, qu'elle est plus en rapport avec le mode d'action que nous présente le reste du système nerveux.

On sait, depuis l'aurore de la science, que les mouvements volontaires de l'homme et des animaux succèdent à des sensations. Ainsi, pour la plupart des mouvements soumis à la volonté, on pensait qu'une impression était transmise au sensorium par des nerfs, et que de cette sensation pouvait résulter un mouvement, si la volonté agissait sur les nerfs qui se rendent aux muscles. On était, du reste, bien loin de savoir que les impressions étaient directement transmises au cerveau ou à la moelle épinière par des nerfs sensitifs, et que l'influence de la sensation transformée en perception déterminait des contractions musculaires au moyen de nerfs locomoteurs ; que ces nerfs étaient composés de filets, qui depuis leur extrémité centrale jusqu'à leur extrémité périphérique, restaient parfaitement indépendants les uns des autres ; que ce que l'on avait pris pour des anastomoses consistait seulement en connexions ; que les nerfs sensitifs étaient en rapport avec la moelle épinière, par ce que l'on nomme racines postérieures dans l'homme, racines supérieures dans les animaux vertébrés, et que les nerfs moteurs, ou ceux qui déterminent des contractions musculaires, sortaient de ce même cordon par les racines antérieures. Non-seulement on était loin d'admettre ces vérités, dues aux patientes et laborieuses recherches d'Ehrenberg, de Remak, de Burdach, et confirméees par Muller, Valentin, Leuret, et par nous ; mais on pensait le contraire ; et plusieurs anatomistes distingués croient encore qu'il n'existe pas deux espèces de nerfs, c'est-à-dire des nerfs sensitifs et moteurs ; mais que le même filet nerveux devient moteur et sensitif, suivant qu'il se termine à une fibre musculaire ou à la peau. Enfin, nous l'avons dit plusieurs fois, on croyait que différentes branches nerveuses pouvaient se transmettre leurs propriétés ; on croyait encore que la propriété d'un nerf ou d'un filet nerveux pouvait agir du centre à la périphérie et *vice versâ*. Toutes ces opinions ou manières de voir, étant reconnues fausses, on s'est trouvé forcé de chercher dans les phénomènes connus, dans les expériences nombreuses livrées à la contemplation des physiologistes, par les nombreux vivisecteurs et par les pathologistes, une théorie plus en harmonie avec des connaissances anatomiques plus avancées.

Les faits étaient là. Legallois, par exemple, avait bien remarqué que des contractions avaient lieu chez les grenouilles décapitées. soit que l'on touchât les muscles ou un point de la peau ; mais il expliquait ces contractions en supposant que les nerfs des muscles

étaient à la fois sensitifs et moteurs ; ou bien il disait que les mouvements de la grenouille décapitée étaient dus à *un reste de vie* (1).
Marshall-**Hall** est le premier (2) qui, en 1832, dans un mémoire lu
à la Société royale de Londres, ait pensé que les mouvements que
l'on observe dans une grenouille décapitée, sont dus à ce que l'impression faite sur la peau est transmise par les nerfs sensitifs à la
moelle épinière, et réfléchie par celle-ci sur les nerfs moteurs. Ceci
paraît tellement simple que l'on est tout surpris d'être obligé de
trouver là une découverte réellement importante ; et nous devons
confesser que notre première impression fut qu'il n'y avait dans la
découverte de M. le docteur Hall qu'un mot : je suis heureux de
pouvoir réparer une erreur. Il y a là véritablement tout ce qui
constitue une importante découverte : c'est-à-dire qu'il a mis hors
de doute les vrais rapports qui existent entre l'irritation d'un point
quelconque de l'organisme, le centre cérébro-spinal et l'appareil locomoteur. Harvey fit-il autre chose pour la circulation ? Non. On
serait étrangement dans l'erreur si l'on s'imaginait que l'illustre
Harvey ait eu à découvrir les phénomènes qui prouvent la circulation et à les lier entre eux.

(1) *OEuvres de C. Legallois*, Paris, 1824, T. 1, p. 51.
(2) M. Flourens aurait, s'il voulait les faire valoir, quelques titres à la priorité de cette découverte. « Finalement, dit-il, (*Propriétés et fonct. du syst.
nerv.* p. 45,) la moelle épinière se borne, comme le nerf, à *exciter* la sensation et
la contraction, sans éprouver ni l'une ni l'autre. La propriété *excitatrice* des
sensations et des contractions est donc encore un coup, une propriété et fonda-
mentale : la *sensibilité* ne réside pas où elle réside ; on verra bientôt qu'elle ne
réside pas où réside la sensation. Ainsi, les parties qui *éprouvent* la sensation,
n'excitent pas la contraction ; réciproquement, les parties qui *excitent* la contraction *n'éprouvent* pas la sensation. Il y a donc dans le système nerveux deux
propriétés essentiellement distinctes et séparées. On nomme communément la
première *sensibilité* : je propose de nommer la seconde excitabilité ». On verra
tout-à-l'heure qu'il n'y avait qu'un mot à dire pour compléter la théorie de l'ac-
tion-réfléchie.

Nous avons mis hors de doute que Galien avait soupçonné la circulation pulmonaire ; qu'il avait vu que les artères contiennent du sang, et que Colombo, presque contemporain de Harvey, avait non-seulement connu la circulation pulmonaire, mais l'avait démontrée. La vérité chemine à pied et lentement ; il n'y a que l'erreur qui vole. Mais, disons-le à regret, M. Hall ne s'est pas borné à cette interprétation si simple des phénomènes d'action réfléchie : il les a attribués à des principes et à des nerfs particuliers ; il suppose que l'irritation est transmise de la périphérie au centre spinal par un principe *excito-moteur* et par un système de filets nerveux qu'il distingue par la même épithète ; que l'influence motrice dont la moelle épinière paraît être la source, est due à un principe réflecto-moteur transporté par des nerfs de même nom. Il est probable que M. Hall, donc l'excellent esprit nous est connu et qui nous honore de son estime, fera lui-même disparaître ce qui ternit un peu son importante découverte. Quoi qu'il en soit, M. Marshall-Hall ne s'est pas borné à donner une théorie plus rationnelle des phénomènes qu'il a attribués à l'action réfléchie du système nerveux ; il a prouvé par de nombreuses expériences qu'ils ne pouvaient être attribués à une autre cause. Du reste, le savant Muller était à la veille de ravir au savant anglais, le mérite de la priorité : car en 1833, et sans avoir connaissance des travaux de M. Hall, il professait une théorie tout-à-fait semblable à la sienne. Cette coïncidence est une circonstance qui augmente l'importance de cette découverte, et qui eût dû contribuer à la faire admettre d'une manière beaucoup plus générale qu'on ne l'a fait. N'a-t-on pas lieu d'être surpris qu'en France, au moment où je parle, non seulement cette découverte importante ne soit pas appréciée, mais qu'elle soit restée à peu près inconnue, et, à plus forte raison, les expériences intéressantes qui la mettent tout-à-fait hors de doute?

Le principe sur lequel repose la théorie de l'action réfléchie peut se formuler de la manière suivante : « Si l'irritation d'un nerf » sensitif est suivie de mouvements ou de contractions muscu- » laires involontaires, dans une ou plusieurs parties du corps, » ces mouvements ne sont pas dus à une influence exercée par » les nerfs sensitifs sur les nerfs locomoteurs au moyen d'anas- » tomoses ; mais bien à la transmission de l'irritation des nerfs sen- » sitifs au centre cérébro-spinal, lequel réagit sur divers points de » l'appareil locomoteur. »

M. Marshall-Hall admet quatre espèces de mouvements muscu- laires.

1° Des mouvements volontaires dont nous avons toujours la conscience ;

2° Des mouvements respiratoires dont nous n'avons pas tou- jours la conscience, et qui sont le plus souvent involontaires ;

3° Des mouvements involontaires dont nous n'avons jamais la conscience;

4° Des mouvements réfléchis dont nous n'avons pas nécessaire- ment la conscience, mais dont nous pouvons quelquefois avoir la conscience.

Un caractère qui distingue les mouvements réfléchis de tous les autres : c'est qu'ils peuvent persister après que les deux premières espèces de mouvement ont cessé, pourvu que la moelle épinière reste intacte : c'est déjà une raison de penser que cette portion du centre cérébro-spinal est l'intermédiaire des mouvements que l'on observe sur les animaux décapités.

En effet, (et c'est là que le principe trouve une démonstration incontestable) si, après avoir décapité un jeune oiseau, une tortue, un lézard ou un reptile quelconque, on détruit également la moelle épinière, on abolira toute espèce de contraction, celle du cœur exceptée (1). Si l'on ne détruit qu'une portion de la moelle épinière, les muscles qui reçoivent des nerfs de la portion intacte se contracteront, si on touche ou si on irrite la peau des parties dont les nerfs sensitifsse rendent à cette portion de moelle épinière.

Si, après avoir empoisonné un animal et surtout un reptile, avec de l'opium ou de l'extrait alcoolique de noix vomique, on interrompt, au moyen d'une section, toute espèce de rapport entre les nerfs moteurs d'un membre et la moelle épinière, on aura beau irriter la peau de ce membre ou de toute autre partie du corps, on n'observera plus de contractions dans le membre dont les nerfs moteurs ne sont plus en rapport avec la moelle épinière. Il est donc par cela même démontré que les contractions que l'on observait avant la section, n'étaient pas dues à des anastomoses ou à un ordre quelconque de rapports qui existeraient entre les nerfs sensitifs et les nerfs moteurs.

Cependant, on observe quelquefois, et principalement sur les grenouilles empoisonnées avec de l'opium, que les muscles se contractent encore pendant quelques instants, après la section des nerfs moteurs. Ce fait s'explique comme les contractions du cœur qui persistent non seulement après la destruction de la moelle épinière, mais après que l'on a excisé le cœur et qu'on l'a séparé de l'animal : ces contractions sont dues à un reste d'irritabilité nerveuse qui s'épuise lentement pour le cœur,

(1) Pendant le sommeil des mammifères, on peut faire plusieurs expériences sur l'action réfléchie de leur système nerveux, sans leur faire le moindre mal.

mais qui disparaît promptement dans tout autre organe dont tous les nerfs moteurs sont isolés de la moelle épinière. On ne confondra donc pas les mouvements réfléchis avec les mouvements involontaires non réfléchis que présente le cœur et la glotte de quelques reptiles qui se contractent encore après la destruction de la moelle épinière quand on les irrite.

Maintenant, nous pourrions reproduire une à une les irritations qui mettent en jeu soit les muscles volontaires de l'appareil respiratoire, soit ceux du tube digestif, soit de tout autre partie du corps, et faire voir avec combien de simplicité les mouvements ou les contractions que déterminent ces irritations s'expliquent au moyen du principe de l'action réfléchie : il nous suffira de choisir quelques exemples ; chacun pourra ensuite faire de lui-même l'application du principe.

C'est un fait maintenant mis hors de doute, que la toux est provoquée par une irritation portée sur un point quelconque de la muqueuse des voies aériennes, et qu'elle est fréquemment déterminée par une irritation un peu forte, portée sur la membrane muqueuse du tube digestif. Eh bien ! dans ces différentes circonstances, on observe un même phénomène : la contraction du diaphragme et de tous les muscles inspirateurs, suivie immédiatement de celle de leurs antagonistes et des muscles du larynx ; et si cette double série de contractions, d'où résultent des inspirations incomplètes et des expirations saccadées se succèdent avec rapidité, un plus ou moins grand nombre de fois, elle constitue ce que l'on nomme une *quinte de toux*. Comment expliquer cela sans anastomoses ? — En se rappelant ce que nous avons dit des rapports qui existent entre la plupart des filets dont se composent les nerfs du sympathique et le système nerveux cérébro-spinal. Nous avons vu qu'il n'y a pas un nerf de la vie animale ou de relation qui ne contienne un nombre plus ou moins grand de filets du système nerveux organique : or, s'il en est ainsi, on concevra facilement qu'une irritation portée sur un point quelconque des muqueuses puisse parvenir jusqu'à la moelle épinière, et même jusqu'au cerveau et qu'elle y parvienne directement. Cela une fois admis, la réaction des centres nerveux est analogue à celle qui a lieu pour les mouvements volontaires, excepté que, pour la plupart des mouvements réfléchis, la réaction ou la réflexion s'opère sans que nous en ayons la conscience. Si la toux se trouve ainsi facilement expliquée il n'y aura pas plus de difficulté pour l'éternuement, le hoquet, quelque soit le point de départ de l'irritation qui les cause. Seulement, on pourra se demander pourquoi le passage de l'obscurité à une lumière vive détermine l'éternuement plutôt que tout autre phénomène? On pourrait également se demander pourquoi l'irritation du tube digestif détermine tantôt la toux, tantôt le vomissement, tantôt des crampes. Nous ignorons encore une infinité de choses. La chaîne qui lie telle irritation aux contractions des muscles de tel ou tel organe, de tel ou tel appareil, est loin d'être complète. Il nous manque le plus grand nombre des anneaux intermédiaires, mais c'est déjà beaucoup d'avoir trouvé ceux des deux extrémités.

Les différents actes de la digestion intestinale, ou le transport des substances alimentaires, depuis le pharynx jusqu'à l'anus, s'exécutent au moyen de contractions qui sont dues à l'action réfléchie du système nerveux : Ainsi, la digestion, la rumination, le vomissement, la défécation sont autant d'effets plus ou moins complexes d'action réfléchie ou de réflexion nerveuse. Le point de départ de l'excitation réfléchie ne peut pas plus nous arrêter ici qu'auparavant. Que le vomissement soit provoqué par une irri-

tation de l'estomac, du pharynx, de l'organe du goût, de l'odorat, des voies génito-urinaires, par la vue de certains objets que
l'on nomme en général dégoûtants, n'importe; c'est une impression qui, transmise à la moelle épinière ou au cerveau, détermine certaines contractions musculaires d'où résulte le vomissement.

Ce que nous venons de dire à l'égard du vomissement, nous
pouvons le dire de la *défécation*, de la *mixtion*, de la *parturition*,
de l'*éjaculation*, de la *contraction de l'iris*, du *muscle orbiculaire
des paupières*, du *pharynx* et de l'*œsophage* dans les animaux décapités, du *sphincter du vagin*, de celui du *rectum*, de la *vessie*, et
des *muscles de la région périnéale*.

Les contractions spasmodiques ou tétaniques que l'on observe
chez des personnes où l'affaiblissement du système nerveux s'accompagne d'une grande irritabilité, trouvent également une explication dans l'action réfléchie. Seulement, ce qui nous frappe ici,
c'est qu'à l'occasion d'une irritation légère pour tout autre personne, ou pour le même individu bien portant, il se développe
quelquefois de si nombreuses contractions, que tous les organes
en sont convulsés. Pour rendre raison de ce singulier état, il est
bon de rappeler une réflexion de M. Marshall-Hall, qui nous paraît pleinement répondre à la difficulté. Si l'on décapite une cou-
leuvre et qu'ensuite on irrite la peau du tronc, l'animal fera de
suite un grand nombre de mouvements, et finira, après un temps
variable, par reprendre à peu près, la position qu'il avait quand on
l'a touché. Suivant le docteur Hall, tous ces mouvements, le premier excepté, s'engendrent les uns les autres, et le repos n'arrive
que lorsque l'animal se retrouve dans sa position primitive. J'a-
voue que le repos me paraît ici plus difficile à expliquer que la

continuation du mouvement. N'est-il pas plus probable que le repos n'arrive que par l'épuisement plus ou moins complet de l'irritabilité du système nerveux moteur?

Quoi qu'il en soit, on conçoit qu'il peut et doit même en être ainsi, à l'égard des mouvements que présentent les sujets *nerveux*: une légère irritation met en convulsion d'abord une seule partie du corps, puis le mouvement de cette partie en détermina d'autres, et de proche en proche, ou d'irritation en irritation, toutes les parties finissent par en être convulsées.

L'impression ou l'irritation transmise par un nerf sensitif au centre cérébro-spinal est transmise aux racines motrices les plus voisines. (*Muller.*)

Plusieurs phénomènes d'*actions réfléchies* mettent cette proposition, sinon hors de doute, du moins lui donnent-ils une grande probabilité. En cela les propriétés excito-motrices du système nerveux se comportent à la manière du fluide électrique. Il paraît que le membre dont la peau ou des nerfs sensitifs ont reçu l'irritation primitive est aussi celui dont les muscles entrent d'abord en contraction.

On peut encore trouver dans les contractions des membres brûlés, dans l'action des narcotiques déposés sous la peau, dans l'action du bol alimentaire sur les muscles du pharynx, dans celle de l'urine sur le sphincter de la vessie, et en général dans l'influence de l'irritation de la muqueuse des orifices pourvus d'un sphincter, un grand nombre de faits en faveur de la proposition que nous venons d'émettre. Une vive lumière, un grand bruit font fermer les yeux : cela peut s'expliquer par la réflexion directe soit de la cinquième ou de la huitième paire.

Nous ne pouvons douter que la pathologie, qui n'est autre chose que la physiologie appliquée, ne trouve, dans *l'action réfléchie du système nerveux*, un flambeau qui lui permettra d'apercevoir avec netteté, entre un grand nombre de phénomènes, une foule de rapports qui lui avaient échappé jusqu'à ce jour.

CINQUIÈME SECTION.

DES RAPPORTS PSYCHOLOGIQUES QUI EXISTENT ENTRE LE SYSTÈME NERVEUX DE LA VIE ANIMALE ET CELUI DE LA VIE VÉGÉTATIVE.

D'après les expériences que nous avons rapportées tout à l'heure, il n'est plus permis de douter que toutes les modifications du système nerveux cérébro-spinal ne soient directement et immédiatement réfléchies par l'activité de l'âme ; ou en d'autres termes, qu'elles n'agissent sur l'intensité et la manifestation de cette activité. Les phénomènes que chacun a pu observer sur soi, sous l'influence de certains aliments ou de certains états des organes des fonctions de nutrition et de reproduction, ne nous permettent pas davantage de mettre en question l'influence du système nerveux de la vie végétative sur celui de la vie animale, et par conséquent sur l'activité intellectuelle.

Nous pouvons aller plus loin ; l'expérience nous permet de rattacher les variations de l'activité intellectuelle, la faculté de sentir et de percevoir les impressions reçues par les organes des sens et de réagir volontairement sur le monde extérieur, aux différents états des lobes antérieurs du cerveau ; en comprenant sous cette dénomination les circonvolutions, les corps striés, les couches optiques et les tubercules quadrijumeaux. Nous savons encore, qu'au cervelet appartient le rôle de coordonner les mouvements volontaires : Les hémisphères cérébraux doivent donc être considérés comme l'organe des facultés intellectuelles ; le cervelet comme l'organe coordonnateur des mouvements, et le système ganglionaire viscéral, comme une série de centres d'activité nerveuse, subordonnée à celle des cordons moyens (faisceaux gris) du cordon rachidien et du noyau encéphalique.

On n'a pas oublié que nous considérons, avec Tréviranus, le cerveau comme étant formé de deux parties différentes, savoir : d'une partie centrale ou *noyau*, et d'une enveloppe ou *coque*. La première ou le noyau, se compose principalement des corps striés, des couches optiques, des tubercules quadrijumeaux et de quelques autres renflements gangliformes ; la seconde, des circonvolutions d'épaisseur variable qui enveloppent, en la recouvrant plus ou moins complètement, la partie centrale du noyau encéphalique. Maintenant peut-on, en s'appuyant sur les expériences déjà faites, dire :

1º Si les fonctions de la coque sont les mêmes que celles du noyau ? — Non.

2º En quoi elles diffèrent ? — Non.

3º Que les fonctions des corps striés sont telles, celles des couches optiques telles, celles des tubercules quadrijumaux telles ? — Non.

4º Sait-on quels seraient les effets de la lésion des faisceaux médians du cordon rachidien ou de la division de ce cordon suivant la ligne médiane ? — Non.

Il serait sans doute, du plus haut intérêt pour la physiologie et la psychologie, d'avoir une réponse positive à faire à chacune de ces questions ; et M. le professeur Flourens, dont nous avons cité avec toute confiance, l'excellent ouvrage, sait mieux que personne ce que ses propres expériences laissent à désirer à cet égard.

Nous sommes persuadé , avec beaucoup d'anatomistes, que les lobes antérieurs des oiseaux , des reptiles et des poissons représentent la coque (ou les circonvolutions) et les corps striés des mammifères. Or, dans ces derniers et surtout dans l'homme , *la coque* atteint son plus grand développement. On la voit ensuite diminuer graduellement jusqu'aux animaux, chez lesquels elle se trouve réduite à un feuillet extrêmement mince qui recouvre, sans y adhérer , la face interne des lobes antérieurs. Maintenant en suivant le développement des facultés intellectuelles, on les voit portées dans l'homme , au plus haut degré , et dominant souvent les besoins instinctifs ; puis diminuer comme le volume de la coque encéphalique et, lorsque cette coque devient nulle , devenir nulles elles-mêmes.

Le noyau encéphalique peut être considéré comme l'organe des sensations et des actes instinctifs ; et les faisceaux du cordon rachidien et les ganglions du grand sympathique, comme ceux des excitations et de la réflexion nerveuse, ou des phénomènes végétatifs. Si nous comparions la portion végétative du système nerveux au noyau encéphalique, comme nous venons de comparer celui-ci à l'organe de l'activité intellectuelle , nous verrions les actes instinctifs céder peu à peu la place aux actes purement végétatifs, à mesure que la diminution du centre des sensations tendrait de plus en plus à faire passer l'animal de la classe des animaux *céphalés* à celle des *acéphales.*

Si ces opinions, que l'anatomie comparée rend probables, sont confirmées par la physiologie expérimentale, il s'en suivra que la force intellectuelle de l'homme et des animaux ne devra plus être mesurée par le rapport du volume du cerveau à celui du corps,

17

mais par le rapport du volume de la coque encéphalique au volume du noyau.

Les phénomènes intellectuels et instinctifs sont spontanés; et sont dus par conséquent, à l'activité de l'ame : les phénomènes dus à l'action réfléchie du système nerveux sont involontaires. Sont-ils dus aussi à l'activité de l'ame? Stahl répondrait affirmativement. — La vie végétative se développe, s'entretient, s'accomplit sans que l'animal ait la conscience d'un seul des milliers de mouvements qui y concourent : on en conclut que tout cela est dû à une force purement végétative. Mais une impression morale un peu vive, détruit presque instantanément l'harmonie de ces mouvements, trouble l'intelligence et peut compromettre la vie individuelle : cela ne prouve-t-il pas l'existence d'une union bien intime entre la cause des phénomènes spontanés et la cause des phénomènes de réflexion nerveuse? — (1)

Quoi qu'il en soit, nous avons trois ordres de phénomènes correspondant aux trois divisions que nous présente la partie centrale du système nerveux : savoir,

1° Les phénomènes intellectuels, aux circonvolutions, ou à la coque encéphalique ;

(1) On attribue depuis déjà long-temps, surtout en Allemagne, à la vie végétative, ou à la vie considérée comme une force sous l'influence de laquelle se manifestent les phénomènes de la végétation des plantes, l'ensemble des phénomènes de la vie animale dépourvus de spontanéité : on oublie que les battements du cœur, les mouvements respiratoires, les contractions du tube digestif, n'ont point d'analogues dans les végétaux ; et que ces mouvements constituent presque toute la vie animale des animaux des derniers degrés de l'échelle zoologique. La vie végétative est bornée à l'imbibition, à la cyclose, à la respiration, à la sécrétion et à l'excrétion ; et comme on peut concevoir l'accomplissement de toutes ces fonctions, sans le secours du système nerveux, nous ne voyons rien dans les végétaux qui approche des phénomènes de réflexion nerveuse.

2_o Les phénomènes instinctifs, au noyau encéphalique;

3_o Les phénomènes de réflexion nerveuse, aux faisceaux gris du cordon rachidien et au système ganglionnaire.

Nous allons essayer d'assigner à chacun de ces ordres de phénomènes, leurs caractères distinctifs. Mais auparavant, nous ne pouvons nous empêcher de faire remarquer l'union étroite qui existe entre la physiologie et la psychologie. Les métaphysiciens qui en paraissent contrariés ont tort : au lieu de s'épuiser en efforts pour invalider des faits incontestables, ils devraient enfin se persuader qu'il n'y a que les fausses théories qui s'arrangent mal des nouveaux faits. La vérité ne peut nuire à la vérité; et tel est le caractère des vraies théories que leur cadre se prête toujours, et sans effort, à l'admission de vérités nouvelles.

Je n'ai jamais pu comprendre les craintes de certains esprits qui voient, à chaque instant, la religion, la morale et par conséquent, l'ordre social en danger. Ah! s'il suffisait de nos caprices pour détruire les liens qui unissent l'homme à l'homme et l'humanité à Dieu, il y a long-temps qu'ils seraient brisés. Laissons donc faire; aussi bien nous ne pouvons l'empêcher : la pensée humaine ne peut s'arrêter dans ses efforts; être, pour elle, c'est agir. Mais il ne lui est pas donné de voir chacun de ses efforts récompensé par la découverte d'une vérité. Le plus souvent même, c'est une erreur qu'elle rencontre; et à laquelle elle s'attache d'autant plus facilement que l'erreur sait revêtir des formes aussi séduisantes que variées, tandis que la vérité est une, et se présente toujours sous la forme la plus simple. Mais l'homme passe, l'esprit marche; toute doctrine qui ne satisfait qu'incomplètement aux grands problèmes dont il cherche incessamment la solution, aura le sort de l'homme. (1)

Tous les phénomènes, dus à l'activité de l'ame, sont modifiés par le développement et les différents états du système nerveux ; et l'on s'en étonne : que sont donc ces phénomènes, intellectuels ou instinctifs, sinon la manifestation d'une activité dont les diverses parties de l'encéphale sont l'instrument ou l'organe indispensable? Or, l'ame est la substance de cette activité : c'est elle qui est tantôt pensée, tantôt instinct.

L'ame de l'homme et des animaux ne connaît le monde matériel que d'après les rapports que lui font les sens : ce sont ces rapports qu'elle compare, ce sont ces rapports qu'elle juge; et c'est en conséquence des jugements fondés sur la comparaison qu'elle en fait, que l'ame veut et qu'elle réagit sur le monde extérieur.

Puisque, tant qu'elle est unie au corps, les conditions d'activité de l'ame sont telles, ne serait-il pas bien surprenant que les différents actes, au moyen desquels cette activité se manifeste, ne fussent point modifiés par les différents états de l'instrument indispensable à leur manifestation? Ne serait-il pas, dis-je, incompréhensible que le développement plus ou moins complet, l'état sain ou morbide du cerveau n'exerçassent aucune influence sur la

(1) La physiologie et la psychologie ne sont pas faites pour se combattre ; mais pour se contrôler et se compléter mutuellement. Pourquoi donc s'obstiner dans une lutte qui ne sert qu'à mettre en évidence la faiblesse des combattants ? Nous ne pouvons supprimer les faits, mais nous pouvons élargir nos théories. A vrai dire, les philosophes et les physiologistes ont le même objet, l'homme. C'est notre faiblesse qui nous oblige d'en partager l'étude ; mais il n'est pas divisé par nos divisions factices. Si nous ne sommes ni *ange ni bête, ni ame ni corps* ; mais si *notre corps et notre ame forment un tout naturel*, il s'ensuit que l'homme réel n'est ni celui des physiologistes, ni celui des psychologues, et que les uns et les autres n'étudient qu'une abstraction.

manifestation d'une activité dont il est au moins la condition matérielle? — Le principe de l'activité ne change pas avec la forme ou le volume de l'instrument; mais il n'en est pas ainsi de l'intensité ou de la force relative de cette activité. Ainsi, la forme, la grandeur d'un condensateur électrique n'exerce aucune influence sur le principe de l'action électrique; mais il en est tout autrement de son intensité. On peut, sans danger, recevoir la commotion produite par une jarre ordinaire : multipliez suffisamment le volume ou les surfaces de cette jarre, et vous serez foudroyé. Il en est ainsi de toutes les activités ou de toutes les forces dont nous disposons : nous n'en modifions jamais, nous ne pouvons point en modifier le principe; toute notre puissance se borne à en diriger la manifestation.

Eh bien! l'âme de l'homme a aussi des principes d'activité auxquels elle obéit invinciblement, et qui règlent tous les actes au moyen desquels elle se met en rapport avec le monde extérieur, avec elle-même et avec l'infini. Ces principes, ou ces lois, ne changent pas d'une ame à une autre; ils sont les mêmes pour tous les hommes; sans quoi la démonstration du théorème géométrique le plus simple, deviendrait impossible : ainsi, je dis que de même que tous nos mouvements, si variés qu'ils soient, sont soumis à des lois de mécanique auxquelles il nous est impossible de soustraire notre corps; de même notre intelligence, dans tous les actes au moyen desquels elle parvient à la connaissance des choses, des phénomènes et de leurs rapports, et à la conception des rapports qui existent entre elle et ces mêmes phénomènes, est soumise à certaines règles ou à certains principes d'action desquels elle ne peut se départir sans cesser d'être ce qu'elle est, ou sans changer de nature. Ou bien encore, de même que l'homme ne marche pas sur deux pieds et dans une position verticale, parce qu'il le veut, mais bien parce qu'il lui est impossible de marcher autrement; de même nous ne portons pas de tel ou tel phénomène tel ou tel jugement, nous n'avons pas telle perception plutôt que telle autre, parce que nous le voulons, mais bien parce qu'il est impossible à notre intelligence de juger autrement qu'elle ne juge, de percevoir autrement qu'elle ne perçoit. Il n'y a donc de variable que les organes qui transmettent ou limitent cette activité; c'est-à-dire les différents centres d'activité animale dont nous avons parlé ci-dessus. Si ce n'est pas là l'unique cause des différences de force intellectuelle que nous présentent les hommes et les animaux, c'est, sans aucun doute, la principale. Quant à la nature de l'ame, c'est une question que nous ne devons pas traiter ici; mais, à en juger d'après les lois de son activité, nous pouvons affirmer qu'elle n'a rien de commun avec ce que nous connaissons de la matière.

Nous venons de diviser les phénomènes dus à l'activité de l'ame en trois ordres, chacun desquels a pour organe une division correspondante des centres nerveux : ces divisions présentent des caractères différentiels si évidents, qu'il est impossible de ne pas les admettre ou de les confondre. Nous allons faire voir que des différences, non moins tranchées, séparent les phénomènes de réflexion nerveuse des phénomènes instinctifs, et ceux-ci des phénomènes intellectuels.

§ 1. *Des phénomènes de réflexion nerveuse, instinctifs et intellectuels.*

Des phénomènes de réflexion nerveuse. — Pour acquérir une notion précise des caractères distinctifs de ces trois ordres de phénomènes, il faut en suivre la génération sous les rapports physiologique et psychologique. Rien n'est isolé dans la nature : tous les corps agissent et réagissent les uns sur les autres. Les corps inertes, la plante, l'animal et l'homme lui-même, sont, sous ce rapport, soumis à une même loi. Parmi ces actions et ces réactions, il en est un certain nombre dont ni l'homme ni les animaux n'ont la conscience : ce sont celles qui sont dues à l'influence des lois générales auxquelles obéit la matière, et de cette force qui n'en est peut-être qu'une modification, que nous nommons *vie*. Les phénomènes dus à cette première catégorie d'actions et de réactions se passent, pour la plupart, à la surface interne du corps de l'animal, ou dans la trame de ses tissus. Les nerfs qui reçoivent les impressions dues à l'influence des lois dont il s'agit, ne les transmettent jamais directement au moi ou à l'âme ; ils ne sont en connexion qu'avec des centres excitateurs qui réfléchissent l'impression qu'ils ont reçue, sur des nerfs capables de déterminer des contractions ou des mouvements organiques ; c'est-à-dire que ces contractions ou ces mouvements sont, en général, limités aux organes auxquels appartiennent les nerfs *excito-moteurs* et *réflecto-moteurs*. Les phénomènes de réflexion nerveuse ont donc pour but direct, la conservation des organes, et pour but indirect, celle de l'individu. Ils sont involontaires, puisqu'ils sont dus à des impressions et à des *excitations* dont l'animal n'a point la conscience : tels sont, le clignotement des paupières, le mouvement de déglutition qui s'opère chaque fois qu'une certaine quantité de salive ou toute autre substance se trouve amassée sur la base de la langue, les mouvements respiratoires, la contraction de plusieurs sphincters. Nous pouvons bien avoir la conscience de la plupart de ces contractions ou de ces mouvements ; mais je

répète que nous n'avons point celle des impressions et des excitations qui les déterminent; ils sont donc nécessairement involontaires. Dans l'état de santé, nous n'avons point la conscience des
contractions de l'œsophage, de l'estomac, des différentes parties de
l'intestin, de la vésicule biliaire, etc. (1). Le système nerveux, qui
est l'organe de ces phénomènes, n'est donc pas sous la dépendance
de l'ame. J. Muller considère la moelle épinière et le système nerveux de la vie organique comme un appareil qui est toujours plus
ou moins chargé d'influx nerveux, qui s'en écoule avec régularité
dans l'état normal, mais qui s'en échappe de la manière la plus
irrégulière dans plusieurs circonstances. Et alors, on voit appa-
raître une foule de mouvements désordonnés ou convulsifs sur lesquels l'ame n'a aucun pouvoir. Cependant une grande activité intellectuelle nuit à la régularité des fonctions dues à l'action réfléchie
du système nerveux; et d'un autre côté, une trop grande activité
des phénomènes de réflexion nerveuse, ou la perturbation de cette
activité, affaiblit et peut même anéantir la manifestation de l'activité
de l'ame. Ainsi, pour citer un exemple qui s'applique à l'homme
comme aux animaux, et plus à lui qu'à eux; soient deux individus dont les conditions d'existence végétative soient aussi égales que possible; celui-là se développera le plus rapidement,
acquerra l'embonpoint le plus considérable, dont les fonctions de

(1) La douleur est un état anormal qui ne doit pas être confondu avec les
sensations. Les divers états morbides des viscères causent des affections plus
ou moins pénibles et non des sensations. Le caractère de toute sensation,
c'est que l'impression qui en est l'objet, est toujours rapportée au point de la
surface sensitive qui l'a reçue; tandis que l'ame se trompe presque toujours sur
le siége réel de nos affections morbides ou de nos douleurs physiques.

relation seront le plus restreintes ou s'exerceront le moins. C'est pourquoi l'on peut dire qu'en général l'exubérance de la vie végétative est en raison directe de l'inaction de l'intelligence.

Il existe donc entre l'ame et la vie végétative, sinon des rapports directs, au moins des rapports indirects. Les faits prouvent assez que les phénomènes de réflexion nerveuse sont hors de la puissance immédiate de l'ame; d'ailleurs, pour qu'il en fût autrement, il faudrait admettre la divisibilité d'un principe immatériel. En quoi consiste donc cette influence réciproque que l'on a trouvé plus commode de nier que d'expliquer ? — Je doute véritablement que l'on puisse jamais résoudre complètement ce problème. Cependant, la difficulté est peut-être moins réelle qu'apparente : nous avons déjà fait la remarque que, sans les mouvements que la contraction des muscles soumis à la volonté impriment à la surface de notre corps et par conséquent à l'organe du toucher, nous n'aurions presque jamais la conscience des contractions de nos muscles; nous ne les sentirions pas plus que nous ne sentons celles qui ont lieu dans les membres de l'homme ou de l'animal qui nous obéit. L'ame n'a donc que la conscience de son *fiat* ; et si les nerfs du sentiment du membre qu'elle fait mouvoir étaient paralysés, elle pourrait rester complètement ignorante des mouvements qu'elle cause. C'est ce qui arrive pendant le sommeil, état dont un des caractères principaux consiste dans le repos des sens ; c'est ce qui arrive encore aux animaux que l'on sacrifie aux expériences physiologiques. On peut couper, tailler, brûler la patte dont les nerfs sensitifs ne sont plus en rapport avec la moelle épinière, sans que l'animal en témoigne la moindre douleur; et cependant les muscles de ce même membre obéissent encore à la volonté.

Les nerfs des organes des fonctions de nutrition et de reproduc-

18

tion, analogues aux nerfs sensitifs des organes de la vie animale, ne transmettent point à l'ame, chez l'homme et les animaux supérieurs, les impressions qu'ils reçoivent : c'est un fait que l'expérience de chaque jour nous démontre. Ces nerfs, nommés excito-moteurs par Marshall-Hall, sont, par rapport aux nerfs sensitifs, dans un état analogue à celui où ces derniers se trouvent lorsqu'ils sont constamment excités. Ainsi, tous les nefs sensitifs de la surface de notre corps, moins ceux de la peau du visage, des mains et de quelques autres parties du corps, sont continuellement en contact avec des corps étrangers; et la sensation qui en résulte est devenue tellement habituelle que nous en avons à peine la conscience. Mais, si nous changeons le tissu de notre vêtement, si, par exemple, nous remplaçons un tissu de lin par un tissu de laine, alors les nerfs redeviennent tout à coup irritables, et nous transmettent quelquefois une foule de sensations désagréables. Pourquoi n'en serait-il pas ainsi des nerfs excito-moteurs? Ces considérations nous paraissent très bien expliquer leur apparente insensibilité dans l'état de santé, et leur grande irritabilité dans l'état morbide; et pourquoi, dans le premier cas, nous ne sentons point les mouvements des organes de la vie organique, tandis qu'ils nous transmettent des sentiments plus ou moins pénibles dans l'autre.

La membrane qui sert de peau à tous les organes digestifs est toujours recouverte de mucus, d'où son nom de membrane muqueuse; de plus, à partir du jour de la naissance, cette membrane est constamment en contact avec un petit nombre de substances qui servent à la nourriture de l'animal. Dans l'homme, il est vrai, les aliments sont plus variés que chez les animaux, mais cette variété se reproduisant constamment, les impressions qui en résultent deviennent également habituelles, et par cela même ne sont plus senties. Aussi nous arrive-t-il presque toutes les fois, que nous ingérons une substance qui produit sur les nerfs de la muqueuse des impressions insolites, d'en avoir la conscience par le malaise ou la douleur qui en résulte. Personne n'ignore le sentiment produit par la présence dans l'estomac, d'un corps indigeste; ceux qui boivent une liqueur alcoolique pour la première fois, ressentent dans l'œsophage et dans l'estomac une forte chaleur; mais s'ils continuent d'en faire usage, cette impression diminuera peu à peu, et finira par n'être plus sentie. Voilà une expérience que nous avons à chaque instant sous les yeux, et qui prouve parfaitement que l'insensibilité de la membrane qui tapisse la cavité des organes de nutrition n'est que le résultat de l'habitude. La membrane interne des organes de reproduction nous fournit encore un exemple frappant de cette vérité.

L'indifférence, le dégoût et l'antipathie que nous finissons par éprouver pour une foule de choses qui flattaient nos sens, ne trouvent-elles pas aussi une explication toute naturelle dans ces considérations? N'est-ce pas encore par les mêmes raisons que s'explique le besoin de changer l'objet de leurs plaisirs, qu'éprouvent les personnes qui font consister l'amour en jouissances purement sensuelles? N'est-ce pas aussi la source des goûts dépravés et bizarres auxquels s'abandonnent quelques misérables dégradés? — Reste à expliquer l'influence continue et involontaire de l'ame sur les viscères.

Des phénomènes instinctifs. Les phénomènes de réflexion nerveuse, ou les phénomènes dus à l'action réfléchie du système nerveux, ne supposent aucune connaissance, puisqu'ils ont presque toujours lieu sans que l'animal en ait la conscience ; et qu'à très peu d'exceptions près, ils appartiennent aux fonctions internes de nutrition et de reproduction : ils ne mettent donc point l'animal en rapport avec le monde extérieur. L'ovule, l'embryon vivent d'une vie purement végétative, le fœtus, parvenu à son développement le plus complet, ne présente que des phénomènes de réflexion nerveuse. Les phénomènes instinctifs, au contraire, bien qu'ayant également pour but l'accomplissement de ces deux fonctions, supposent une connaissance plus ou moins grande du monde extérieur. Chercher sa nourriture, la saisir, la dépécer, la conserver dans certains cas, la réunion des sexes, l'édification des nids destinés à l'incubation des œufs ou à recevoir les petits, le nourrissage de ceux-ci, sont autant d'actes auxquels l'instinct préside; mais qui supposent tous des impressions et des sensations, et par conséquent, de la part du monde extérieur, un ordre d'influences différent de celui auquel sont dus les phénomènes de réflexion nerveuse. En effet, bien que plusieurs actes instinctifs soient le résultat d'impressions internes; le plus grand nombre de ces actes en suppose d'externes , et par conséquent, des organes sensitifs propres à les transmettre au noyau encéphalique ou à l'organe de l'activité instinctive. L'animal a donc la conscience du sentiment qui le pousse à faire certaines choses; mais c'est bien réellement un sentiment et non le résultat d'un jugement qui le fait agir. — Or, ce sentiment est tellement fort, les besoins qu'il fait naître commandent avec tant d'empire, que toute la puissance de la raison humaine ne peut leur résister que dans un petit nombre de cas que l'on considère comme des exceptions.

L'homme et la plupart des mammifères naissants sont à peine capables de quelques actes instinctifs ; leurs mouvements, leurs cris sont dus à la réflexion nerveuse. L'enfant ne sait faire autre chose que téter. A cet acte instinctif, un grand nombre de mammifères, et l'homme enfant, quand des habitudes barbares ne le privent pas de l'usage de ses membres, ajoutent des mouvements des membres antérieurs ou du nez, au moyen desquels ils impriment des secousses aux glandes mammaires : ces secousses, en vertu de l'action réfléchie, forcent ces organes à laisser couler le lait qu'elles secrètent. D'un autre côté, il suffit de jeter un coup d'œil sur l'ensemble des animaux connus, pour se convaincre que l'instinct de la maternité est d'autant plus développé dans les différentes espèces de femelles, que l'instinct de conservation l'est moins dans les petits et réciproquement. Cette loi nous explique ces soins si tendres, si empressés des femelles pour leur jeune progéniture, et l'abandon, le délaissement qui leur succèdent dès que leurs petits sont en état de se suffire à eux-mêmes. Peut-on dire que l'homme, malgré toute son intelligence, ne présente pas quelque chose de semblable? Mais dans l'homme, l'instinct maternel couve en quelque sorte l'instinct filial qui se développe peu à peu ; puis, aux sentiments instinctifs, succède dans la mère, l'amour maternel, ou un mélange de cet instinct aveugle et des rapports intellectuels qui s'établissent entre la mère et l'enfant ; car, pour se développer il ne faut pas seulement du lait à l'homme, il lui faut encore une nourriture intellectuelle. N'oublions point l'instinct paternel, faible à la vérité, mais auquel succède l'amour paternel si vif, si puissant, et ce désir si profond de se voir revivre dans son enfant. Ah ! ce sont ces sources de joies si vives et trop souvent de douleurs si poignantes, qui distinguent déjà l'homme des animaux.

Là se trouve la base, l'origine de la société humaine, qui, comme on le voit, est le produit de l'instinct. Mais sur cette base s'élève la civilisation, où les actes dus à la puissance intellectuelle finissent par dominer les actes instinctifs, et trop souvent par les étouffer au lieu de se borner à leur commander quand les circonstances l'exigent. Ce n'est donc pas parce qu'il le veut que l'homme vit en société; c'est parce qu'il ne peut faire autrement, parce que ses conditions d'existence l'exigent. Mais c'est volontairement qu'il s'isole, et c'est parce que cet isolement n'est point naturel que cet acte devient méritoire aux yeux de ceux qui ne se sentent pas capables de faire un pareil sacrifice.

Les animaux qui vivent en société sont-ils plus intelligents que ceux des mêmes espèces qui vivent dans la solitude ou que l'on force à y vivre? — Il est évident que c'est l'instinct qui pousse certaines espèces d'animaux à vivre en troupe, d'autres à mener une vie solitaire. D'un autre côté, il est encore certain que des oiseaux qui vivent naturellement en société font encore dans la solitude beaucoup de choses qui, pour avoir un but, exigeraient que l'animal fût libre. Ainsi, les oiseaux chanteurs chantent en cage à la même époque que s'ils étaient libres; le soir, ils poussent les cris dont ils se servent en liberté pour appeler leur compagne ou leurs compagnons. Il est donc douteux que ces actes soient dus à l'intelligence. Fréd. Cuvier a vu le castor en cage bâtir comme s'il eût été sur le bord d'un fleuve. Cela ne veut pas dire qu'un grand nombre d'animaux ne présentent point de phénomènes intellectuels. Nous pensons le contraire.

Sorti de l'œuf, ou du sein maternel, avec un instinct d'autant plus faible que celui de la mère est plus développé, et réciproquement, l'animal grandit, sa sphère d'activité augmente en raison du développement de ses facultés instinctives et intellectuelles. Le monde extérieur agit sur lui et il réagit sur le monde extérieur. Il a soif et il se désaltère ; il a faim et il cherche sa nourriture, ou il attend, dans une attitude propre à la saisir, qu'elle vienne à lui. Or, cette attitude est souvent due à l'action réfléchie, tandis que tous les mouvements qu'il fait pour saisir sa proie, pour la tuer et la diviser sont presque toujours instinctifs. Il peut bien avoir la conscience de ce qui se passe en lui, mais il n'est pas en son pouvoir de résister au sentiment qui le pousse ou le force à agir.

Les conditions d'existence de l'individu et surtout de l'espèce veulent que les besoins instinctifs soient satisfaits à mesure qu'ils se développent ou se font sentir. A une certaine époque de la vie de tous les êtres organisés, les fonctions de l'appareil reproducteur exercent une si grande influence sur tout l'organisme, que les autres fonctions et souvent l'intelligence, leur sont subordonnées. Tous les appareils sont comme entraînés à concourir synergiquement au grand acte de la reproduction. Aussi les anciens avaient-ils, dans leur langage poétique, représenté l'organe générateur et l'organe féminin en particulier, comme un animal contenu dans un autre animal et avide d'accomplir l'acte pour lequel il est destiné; qui, dès que la femme est arrivée à la fleur de l'âge, ne supporte qu'avec impatience et souvent avec des accès de fureur, le retard qu'on lui impose; qui, en se portant çà et là dans les différentes parties du corps, tourmente les malades, leur coupe la respiration, leur fait éprouver les plus terribles angoisses, les accable de toutes sortes de maux et ne leur accorde aucun repos jusqu'à ce que, comme les arbres, il se soit chargé des fruits de l'amour. (1) Tous

(1) Platon : *Opera*, Tim. vel de naturâ.

es animaux et l'homme lui-même, quand les exigences sociales ne l'ont point trop éloigné des lois naturelles, obéissent à la voix de l'instinct, ou plutôt à la voix de celui qui a dit : « Croissez et multipliez; » et ils lui obéissent aveuglément. Je ne dis pas malgré eux, car ils n'ont pas même la puissance d'examiner s'ils doivent obéir ou non. Mais la conservation des espèces n'exige pas seulement le rapprochement des sexes, quand ils sont séparés; elle développe en même temps, dans le cœur qu'elle fait palpiter d'amour, les admirables instincts de la maternité. Loin de nous la pensée d'attiédir l'admiration mêlée d'attendrissement, que nous inspire la prévision, la sollicitude, le dévouement maternels, sous quelque forme qu'ils se présentent à nos regards ou à notre pensée ! nous affirmons seulement que toute mère sent vibrer en soi une voix dont elle accomplit irrésistiblement les ordres. — Voix sublime , voix divine ! à laquelle l'homme, malgré tous ses artifices, toute sa corruption, ne peut fermer le cœur de la femme à moins d'en faire un monstre moral. (1)

Il est un nombre immense d'êtres dont les mœurs nous sont et nous seront à jamais inconnues ; les uns échappent à nos regards par leur petitesse ; les autres, parce qu'ils vivent au sein des eaux ou dans la terre; mais s'il nous est permis de conclure ici du connu à l'inconnu, nous pouvons affirmer qu'il n'est pas une femelle qui parvenue à son développement complet, ne soit entraînée à l'exé-

---

(1) Je trouve dans la *Gazette Médicale de Paris* pour le 27 mars 1844, p. 199, ce qui suit : « Il est une présentation du vertex dont la véritable position n'a pu être déterminée, attendu que la mère, *folle* à l'hospice St-Lazare, est accouchée seule. » *Je ferai remarquer en passant que cette malheureuse , dans son état d'aliénation a conservé cet instinct animal qui l'a portée à couper avec les dents le cordon ombilical, auquel elle a eu le soin de faire un nœud.* (Clinique d'accouchements , etc., par le prof. Villeneuve.)

cution de tous les actes qui assurent la conservation de l'espèce. Tous ces travaux des oiseaux et des insectes, devant lesquels s'extasient quelques esprits qui les considèrent comme le produit de l'intelligence de ces animaux, sont dus à ce sentiment irrésistible qui ne paraît guère moins puissant quand il s'agit de l'espèce, que lorsqu'il s'agit de l'individu. — O philosophes, ne cessez pas d'admirer; mais, au lieu de vous prosterner devant un insecte, prosternez-vous devant Dieu, et adorez, en la reconnaissant partout, sa sagesse et sa puissance infinie!

Des phénomènes intellectuels. La vie prend aux corps inertes les éléments dont elle compose l'organisme animal; elle se les soumet en les forçant à s'associer en nombre et en proportions nouvelles ou inconnues au règne inorganique ; les lois du règne minéral sont donc moins puissantes que celles de la vie. La vie générale n'a point de limite connue; mais la vie individuelle n'est qu'une onde qui s'élève et retombe pour reparaître encore et mourir. Tout ce qui a vécu vivra, et tout ce qui vit doit mourir; cependant, rien ne meurt. Tout être vivant présente une évolution, un développement, un *acmé*, un dépérissement et une mort : pendant les deux premières périodes, la vie fait de chaque être un centre d'où rayonne sa puissance avec une intensité variable; mais toujours de manière à vaincre les lois de la matière inorganique. Plus tard, il y a seulement équilibre; puis, quand la continuation de l'espèce est assurée, et surtout dès que l'animal est devenu inapte à se reproduire, elle rend peu à peu au règne minéral ce qu'elle lui avait pris, ou le fait passer immédiatement dans d'autres organismes.

L'homme, en le prenant depuis son état embryonaire jusqu'à celui où il jouit de toute sa puissance vitale et intellectuelle, offre, par les différentes métamorphoses qu'il subit et le développement

graduel de ses facultés, quelque ressemblance avec les diverses
formes qui caractérisent les principaux degrés de la série zoologique. Ce rapport, depuis si long-temps aperçu, a été singulièrement exagéré dans ces derniers temps.

Aux derniers degrés de la série animale, la vie sépare à peine
l'animal de la plante : des mouvements lents, sans but évident,
quelques contractions à l'occasion d'un contact ou peut-être de
quelque modification interne, voilà tout : c'est à peine l'action réfléchie du système nerveux d'un animal supérieur décapité. Ce peu
de puissance sur le monde extérieur suffit cependant à la conservation et à la reproduction de ces premiers degrés de l'animalité ;
il y a plus, on peut dire que l'empire de la vie est d'autant plus
étendu qu'elle se manifeste avec plus de faiblesse : quand on songe
aux myriades d'êtres microscopiques et aux nombreux gastéro-
zoaires vivant au sein des mers, on est frappé de cette vérité. — A
l'embryon humain et aux formes simples dont nous parlons, l'action réfléchie est suffisante; mais l'animalité s'élève, l'embryon se
développe, il devient fœtus, il naît ; et une nouvelle puissance de
réaction s'ajoute à la première; l'instinct apparaît. L'homme grandit, l'animalité devient de plus en plus anthropomorphe; les influences du monde extérieur s'accroissent à mesure que les sens
deviennent de plus en plus aptes à les transmettre à l'ame; les besoins se multiplient, ainsi que les difficultés à vaincre pour les
satisfaire; et parmi ces besoins, il en est plusieurs qui sont satisfaits
par des actes qui n'ont point de rapport immédiat avec la conservation de l'individu ou de l'espèce : tels sont les jeux auxquels se
livrent un grand nombre d'animaux et la plupart des hommes. Ces
actes, à moins d'être habituels, sont toujours le résultat d'une
comparaison et d'un jugement; ils sont prédéterminés et voulus ou

libres : tels sont les caractères des actes dus à l'activité intellectuelle.

Il n'y a que les animaux supérieurs capables d'un certain nombre d'actes intellectuels; c'est à ceux-là seulement que nous donnons des ordres qui sont compris et exécutés; que nous infligeons des punitions quand ils nous désobéissent. En effet, notre intelligence ne peut commander qu'à une intelligence, et nous ne rendrions point responsable de ses actes un être auquel nous ne supposerions aucune liberté. Voilà pourquoi nous traitons avec indulgence les fautes de l'enfance; pourquoi il n'est point de juge écoutant la voix de sa conscience, qui pèse dans la même balance la faute de l'homme ignorant ou passionné, et celle de l'homme intelligent et calme, même dans le crime.

Intelligence, amour, puissance ou liberté! triple unité, vers laquelle l'ame humaine tend sans cesse : l'ame ténébreuse de la brute ne peut assez te connaître pour te désirer; et beaucoup d'hommes, hélas! ne s'élèvent que peu au-dessus de la brute : leurs faibles ames sont les ténèbres où luit en vain la lumière. L'animalité est toute sensation; elle ne connaît que les objets matériels de ses sensations : toute sa science consiste à rechercher les uns et à éviter les autres, selon que les impressions qu'elle en reçoit lui sont agréables ou pénibles. Avec des sensations et des perceptions purement objectives, l'animalité ne peut proférer que des cris, n'avoir qu'un langage exprimant ses passions, sa joie ou ses douleurs : la parole, le verbe, le nom viennent de l'idée, cette fille vierge et mère de l'intelligence et de la puissance, est le partage de l'homme : c'est elle qui le sépare de la brute ; c'est elle qui le rapproche de la divinité. — Faisons l'homme à notre image ou à notre idée, se dit l'Éternel; l'homme se dit : réalisons nos idées de puissance, de beauté, d'amour ; donnons une forme à nos craintes et à nos espérances, à tout ce qui bouleverse notre intelligence ou agite notre cœur : et l'intelligence humaine enfante Jupiter, Vénus; elle se personnifie dans Apollon et sa lyre ; emblême harmonieux de tout ce qui fait vibrer notre ame : elle crée la poésie, cette fleur immortelle de l'humanité, et portée sur l'aile de l'espérance, elle va se perdre au sein même de la divinité. — C'est donc par son intelligence que l'homme s'élève, de la contemplation des réactions des plus simples atômes, à celle des corps célestes; que d'un regard qui ne s'arrête qu'au pied du trône de l'immuable, de l'éternel, il embrasse l'ensemble des lois qui font un tout harmonieux de tant de phénomènes divers; qu'il sait multiplier en lui et autour de lui l'existence, et être ainsi l'image de Dieu sur la terre : et c'est encore par son intelligence, mais déviée, oubliant sa mission primitive, qu'il sait porter devant lui l'épouvante et le désespoir, et personnifier ainsi l'égoïsme ou le génie du mal : c'est donc parce qu'il est intelligent que l'homme est puissant et libre; qu'il commande au lion, qu'il apprivoise le tigre et sait tourner à son avantage tant d'instincts divers. Or, une faible intelligence, des facultés instinctives sont aux animaux ce qu'une intelligence supérieure et l'instinct sont à l'homme. C'est par ces facultés qu'ils sont plus ou moins habiles à conserver leur existence ou à détruire celle des autres. Ce n'est donc pas sans raison que le célèbre Linné, d'accord en cela, avec les plus grands philosophes de l'antiquité, séparait l'homme des animaux par l'épithète de sage, *homo sapiens creatorum operum perfectissimum* (Systema naturœ, 1, p. 5).

Si la pensée ou l'activité de l'ame est, dans le monde matériel, ce qui place quelques hommes au-dessus de leurs semblables, et tous les hommes au-dessus des animaux; et si un certain degré d'intelligence et l'instinct conservent entre eux des rapports analogues, il est clair que la partie de l'organisme dont le développement est en rapport avec des fonctions d'un ordre si élevé, doit être considérée comme la première base d'une classification où les caractères zoologiques seraient tirés de la subordination des fonctions.

SIXIÈME SECTION.

DES RAPPORTS ZOOLOGIQUES QUI EXISTENT ENTRE LE SYSTÈME NERVEUX DE LA VIE ANIMALE ET DE LA VIE VÉGÉTATIVE.

Pour assigner une valeur zoologique aux modifications de forme et de développement des deux grandes divisions du système nerveux, dont nous venons d'étudier les connexions, la structure intime et les rapports physiologiques et psychologiques, il est bon de s'entendre sur la valeur de ce mot ZOOLOGIE :

Qu'est-ce que la zoologie ? — Toute définition n'est que la conclusion abstraite d'un grand nombre d'expériences, de recherches; celle de la zoologie ne peut donc être comprise ni de ceux qui commencent à étudier l'histoire naturelle, ni de ceux qui ne l'ont étudiée que dans les livres, ou dans les paroles d'un professeur : elle ne peut servir qu'à leur faire entrevoir le but plus ou moins éloigné qu'ils doivent s'efforcer d'atteindre, et qu'ils ne comprendront bien que quand ils l'auront touché d'eux-mêmes : car l'homme de science ne peut pas plus donner sa science que l'artiste son talent. Aristote, Descartes, Phidias, Raphaël, n'ont pu transmettre, les uns, leur intelligence incessamment active, leur pensée profonde, leur amour du vrai; les autres, leur ame forte et sensible, leur sentiment inné du beau moral et physique, leur imagination

si vive et si fertile; mais, ce qu'ils ont pu transmettre, ce qu'ils
ont pu donner à leurs auditeurs, ce qu'ils nous ont légué avec les
trésors scientifiques ou artistiques qu'ils ont amassés ou créés, ce
sont les principes et la méthode au moyen desquels nous pouvons
apprendre à lire dans le livre du seul auteur qui donne la science;
le livre de la nature. Ah! il n'est aucun de nous qui n'ait jetté les
yeux sur ces pages divines, qui n'ait, plus ou moins vivement,
éprouvé le désir de les comprendre; quelle ame ne s'est point sentie comme attirée par cette voûte étoilée, n'a rêvé dans ces espaces
infinis un état meilleur; une vie où le mensonge et l'égoïsme seront morts; une vie toute de vérité et d'amour? Qui n'a demandé à
ces points enflammés, ces globes immenses, quelle force les retient
dans le vide et préside à la régularité de leurs mouvements? Et ces
forêts sombres et silencieuses, ces bosquets délicieux, ces riantes
prairies, n'ont-elles jamais rien dit à nôtre ame? Qui de nous, surtout au matin de la vie, ne leur a, par moments, livré son cœur et sa
pensée, ne s'est enivré des parfums qu'exhalent leurs fleurs? quel
œil ne s'est reposé avec délices sur leurs formes si variées, n'a ad-
miré l'éclat, la richesse, la beauté de leurs couleurs? Mais ces forêts, ces bois, ces prairies, les fleuves qui les arrosent, la vaste mer
qui, s'élevant en vapeur, retombant en rosée, en pluie, entretient
et seconde le mouvement de la vie, sont aussi les patries de nombreux habitants; possesseurs avant nous de cette terre, leur présence y a rendu notre existence possible; la variété de leurs formes, de leurs couleurs, de leurs mouvements, de leurs cris, de leurs
chants, ne fait-elle naître en nous qu'une attention intéressée? Les
services qu'ils nous rendent, l'ennui qu'ils nous causent ou la
crainte qu'ils nous inspirent sont-ils les seuls mobiles de l'intérêt
que nous leur accordons? Et ces granits, ces rochers qui remplis-

sent notre ame d'un secret effroi n'ont-ils avec nous d'autre parenté que celles des richesses qu'ils nous procurent?

Eh bien! ces astres tourbillonnant dans l'espace, leurs mouvements, leurs distances respectives, leur volume, la pierre qui tombe, le rayon qui nous échauffe et nous éclaire, les accents harmonieux qui font vibrer notre ame, l'air que nous respirons, l'eau qui nous désaltère, l'écorce du globe que nous habitons, avec ses terres, ses roches, ses débris des êtres des temps passés, la plante, l'homme lui-même avant et après tout, l'animal qui le sert, le nourrit, l'incommode ou le dévore, l'oiseau, le reptile, l'insecte et tous ces êtres aux formes si variées, si capricieuses, ces protées de l'animalité, sont les lettres plus ou moins vivantes du grand livre de la vie, de la science du bien et du mal. Chacun de nous les voit, chacun de nous veut les nommer, un petit nombre leur cherche un sens et veut les lire. La tâche du zoologiste est d'ouvrir le livre à la dernière page: l'astronome nous apprend comment les astres s'équilibrent dans l'espace; le physicien comment la pesanteur agit sur les corps, comment la chaleur les dilate, l'électricité les repousse ou les attire et les modifie, et comment de leurs vibrations résultent les sons; le chimiste nous montre la composition intime des corps; le géologiste, la structure du globe; il nous révèle l'âge des différentes couches qui composent son enveloppe et des générations successives qui les ont habitées; le zoologiste doit pénétrer et nous faire pénétrer avec lui, dans l'organisation des animaux, demander à leur structure le secret, ou du moins les lois de leurs mouvements, de leurs formes si variées; chercher si les conditions de leur activité, si leurs mouvements, leurs formes, leur nourriture, les lieux qu'ils habitent sont tellement subordonnés entre eux, que la constance de leurs rapports soit nécessairement

liée à la manifestation de certains modes d'existence dont ils sont
comme des facteurs , en sorte que la connaissance de l'un d'eux
puisse nous aider à retrouver les autres ; s'il en est ainsi, on comprend que, pour embrasser les différentes formes animales d'un regard scientifique, que, pour pouvoir les coordonner d'après leurs
propriétés et leurs qualités , ou d'après les rapports qu'elles ont
entre elles et avec nous, il est tout-à-fait indispensable d'acquérir
une connaissance générale , mais cependant positive, de la structure et des fonctions des animaux ou de leurs conditions d'existence,
et des rapports qui existent entre ces dernières et les formes si variées qu'ils nous présentent.

Nous en avons dit assez pour faire comprendre ce que nous entendons par zoologie : LA ZOOLOGIE EST LA SCIENCE OU LA CONCEPTION
RATIONNELLE DES PROPRIÉTÉS ET DES QUALITÉS DES ANIMAUX. Par
propriétés, nous entendons tout ce qui est propre aux animaux :
leur structure, leur forme, le jeu harmonique de leurs organes,
indispensable à la conservation de l'individu et de l'espèce; par
qualités, les rapports qui existent entre eux et tous les corps qui les
entourent. Car, il n'est point d'être vivant isolé sur la terre : le
règne minéral est le règne de la mort; ces granits, ces rochers sont
sans vie. Nous pouvons nous les figurer éternellement isolés soit à
l'état de gaz, de liquide, de cristal ou de masses irrégulières ; et
tous les efforts de certains esprits n'ont encore pu nous faire comprendre comment l'être vivant le plus simple a pu naître des
mélanges ou des combinaisons de ces masses inanimées. Pour nous,
la vie du monde matériel suppose une autre vie, comme la pensée
de l'homme suppose une autre pensée, comme l'effet suppose la
cause : en un mot, nous croyons à la coordonation des êtres, ou à
la finalité. Sans cela, toute notre science serait une lettre morte : et

alors, à quoi bon tant d'efforts, de fatigues ? Ne serait-il pas plus
sage de s'écrier avec le poète épicurien : « Carpe diem » et d'avoir
de petites-maisons pour nos prétendus sages ?

Il est peu d'hommes qui osent affirmer que l'œil n'est pas fait
pour voir, l'oreille pour entendre; et cependant, il en est beaucoup
qui nient l'existence de causes agissant dans un but déterminé :
ils ne s'aperçoivent pas qu'ils sont en contradiction avec eux-
mêmes.

Nous savons bien qu'en fait de science, ce n'est pas le nombre
des voix qui doit ébranler la conviction de celui qui en a une
contraire à celle du plus grand nombre; par la raison toute simple
que le plus grand nombre croit et ne raisonne pas : mais quand
une opinion a obtenu l'assentiment de ceux qui ont le plus contri-
bué au progrès de la science, il faut y regarder plus d'une fois
avant de les traiter d'esprits faibles.

« Rien n'est l'effet du hasard, dit Aristote, tout est le produit
« d'une cause déterminée : si quelque chose est le produit de la
« fortune ou du hasard, alors, la fortune et le hasard sont quelque
« chose de réel et par conséquent de déterminé ou de détermi-
« nable. Sinon, ils ne sont rien : donc les mots de hasard et de
« fortune sont vides de sens. »

« On se demande, continue le même philosophe, qui empêche
« la nature d'agir sans but, sans se proposer le bien ni le mal de
« quoi que ce soit; de même qu'il pleut, non pour faire croître le
« froment, mais nécessairement ? car, une fois que la vapeur d'eau
« s'est élevée en l'air, elle se refroidit; et une fois refroidie et
« changée en eau, il faut qu'elle tombe : or, il arrive que la pluie
« étant tombée, le blé pousse; ou qu'à l'occasion de cette pluie,
« le blé de quelqu'un se gâte dans l'aire ; ce n'est pas pour cela

« que la pluie est tombée; il n'y a là qu'une coïncidence. Pourquoi
« donc la nature ne se comporterait-elle pas ainsi à l'égard des
« parties des animaux? En sorte que les dents antérieures pousse-
« raient nécessairement aiguës et propres à diviser, tandis que les
« molaires se trouveraient larges et disposées pour broyer la nour-
« riture, sans cependant avoir été destinées ni à l'un ni à l'autre de
« ces usages, mais par pure coïncidence? Et l'on en pourrait dire
« autant de toutes les parties du corps où l'on croit apercevoir une
« destination. »

« Admettons qu'il en soit ainsi : du moment où les choses se
« comportent comme si elles avaient reçu une destination, et
« qu'elles se conservent comme si elles avaient reçu du hasard une
« organisation pour cela, tandis que d'un autre côté, celles qui
« n'ont point reçu cette organisation périssent et ont toujours
« péri, comme nous l'apprend Empédocle, en parlant de ces
« monstres à corps de bœuf et à tête humaine (1), n'est-ce point
« une raison de se demander si ce que nous attribuons au hasard
« n'est point dû à une autre cause? — En effet, il est impossible
« qu'il puisse en être autrement : car, tous les êtres dont se com-
« pose la nature, se reproduisent en général, toujours de la même
« manière et avec les mêmes circonstances; tandis qu'il en est tout
« autrement de ceux que l'on attribue à une cause fortuite : on
« n'invoque ni le hasard, ni la fortune pour se rendre raison des
« pluies qui tombent en hiver, mais bien de celles qui tombent

(¹) « Πολλὰ μὲν ἀμφιπρόσωπα, καὶ ἀμφὶστερνα φυεσθαι,
    Βουγενῆ, ἀνδρόπρωρατὰ δ'ἔμπαλιν εξανατελλειν
    Ἀνδρόφυῆ βούκρανα · μημιγμένα τῇ μὲν ὑπ' ἀνδρῶν,
    Τῇ δε γυναικοφνῆ, σκιεραῖς ἠσκημενα γυίαις. etc.
                Empedocles. *Placita de animalibus. V. Empedocl.*
          Vita et Philosophia, edente F.-G. Sturz, p. 368.

« pendant la canicule; de même, on n'accuse ni le hasard, ni la
« fortune des chaleurs caniculaires, mais bien de celles qui sur-
« viennent en hiver : maintenant, si les choses sont nécessairement
« l'effet du hasard ou d'une cause déterminée, et si celles qui
« sont dues au premier n'offrent aucune régularité et ne peuvent
« se conserver, il faut nécessairement que les choses qui existent
« soient le résultat d'une cause déterminée, ou qu'elles soient à
« cause de quelque chose. »

« Enfin, si les œuvres de l'art sont faites dans un but déterminé,
« il est évident qu'il en est de même des ouvrages de la nature :
« cela est surtout bien visible dans les animaux qui agissent sans
« art, sans instruction ni réflexion; au point que quelques per-
« sonnes se demandent si les araignées, les fourmis sont guidées
« dans tout ce qu'elles font par une intelligence ou par quelque
« chose d'analogue. Mais bientôt on s'aperçoit que ce qui se passe
« dans les plantes a aussi une fin, un but; car, le fruit est subor-
« donné à l'existence de feuilles : donc, si l'hirondelle fait *na-*
« *turellement* son nid, si l'araignée tisse sa toile dans un but déter-
« miné, si la plante pousse des feuilles à cause de son fruit, si les
« racines sont constamment dirigées en bas et non en haut, afin
« de puiser de la nourriture dans le sol, il est évident qu'une cause
« du même genre agit sur tous les corps naturels. Et puisque nous
« concevons la nature, ou l'ensemble des êtres sous le double rap-
« port de matière et de forme, et que celle-ci est nécessairement
« la fin ou le but, il s'en suit que la première n'est qu'à cause de
« cette fin. Car, si une partie est cause, elle existe nécessairement
« à cause d'une autre. Mais les œuvres de l'art ne sont pas sans
« défaut; le grammairien ne s'exprime pas toujours correctement,
« le médecin ne prescrit pas toujours le véritable remède; évidem.

« ment quelque chose de semblable arrive dans la nature : si quel-
» ques produits de l'art sont bien faits, ils ne se trouvent ainsi ni
« par hasard ni d'eux-mêmes; et, s'il s'y trouve quelques défauts,
« l'art ne s'était pas moins proposé un but; mais il l'a manqué : il
« en est de même des ouvrages de la nature : ainsi, les monstruosi-
« tés sont une déviation du but que la nature s'était proposé. » (1)

Eh bien ! cette opinion du père des sciences naturelles, du plus profond penseur qui ait peut-être jamais existé, est aussi celle de tous ceux qui ont jeté un regard sérieux sur le spectacle que nous offre la nature ; partout ils ont vu la vie s'enchaîner à la vie, une existence en supposer une autre, et l'ensemble des êtres vivants former une chaîne dont les anneaux extrêmes tiennent à Dieu. Ainsi, le lichen suppose le rocher, la plante suppose l'eau, l'air et les différents sels terrestres qui la nourrissent, l'insecte suppose la plante, l'oiseau suppose l'insecte, et l'homme suppose l'ensemble des êtres depuis le minéral jusqu'à l'animal le plus anthropomorphe. Déterminer les rapports qui existent entre les êtres si nombreux et si variés qui forment les anneaux de cette chaîne vivante, tel est l'objet de la zoologie.

Pour l'atteindre, le zoologiste étudie les phénomènes que lui présentent les animaux, il les compare, il tâche d'en apercevoir le but et d'en découvrir l'origine ; de mesurer l'influence qu'ils exercent les uns sur les autres et sur tout ce qui les entoure. Il voit qu'un grand nombre de ces phénomènes sont volontaires ou libres, que d'autres sont instinctifs et que certains êtres ne sont capables que de quelques oscillations ou mouvements obscurs, dont le but

(1) Aristoteles, *de natural. auscultatione*, lib. III. Cap. VIII-IX. p. 336.
« Ἔχει δ'ἀπορίαν. etc. »

n'est guère plus appréciable que l'origine. Nous venons de dire que l'homme a la conscience, que c'est par son intelligence qu'il est fort; on peut même dire que ce sentiment est inné; qu'il n'y a point d'homme qui ne soit naturellement enclin à reconnaître la supériorité de tout être doué d'une intelligence supérieure à la sienne. Les anges, les esprits, les démons de toutes les nations sont de pures intelligences auxquelles l'homme a toujours accordé une puissance supérieure. Ce ne sont point les formes matérielles qu'ils prennent pour se rendre sensibles à l'homme, qui les rendent plus ou moins puissants, c'est l'intelligence qui anime ces formes. L'aigle n'a été associé à Jupiter, le hibou à Minerve, qu'en raison de l'intelligence dont l'antiquité les a doués. De tout temps, et sans s'en rendre compte, le singe, l'ours, le chien, le lion, l'éléphant, le cheval ont été considérés par l'homme, comme des voisins amis ou dangereux. Mais il est des moments où l'humanité semble perdre le sentiment de sa dignité, de sa suprématie; car, l'humanité ne croît point en ligne droite; c'est une liane dont la tige se courbe quelquefois vers la terre, bien que sa tête se dirige toujours vers le ciel : et, dans ces moments de faiblesse qui engendrent les siècles d'ignorance et de barbarie, l'homme réduit à consacrer, à dépenser toute son activité intellectuelle à l'entretien et à la défense d'une existence précaire, ne s'intéresse aux animaux que par le parti qu'il en peut tirer, ou par les dangers qu'ils lui font courir. Alors, on conçoit très bien qu'il divinise le bœuf, et que le serpent devienne un démon ou le génie du mal. Mais que Buffon, et que de nos jours encore, on ait nié ces rapports si évidents, cette subordination, cette finalité entre les différentes formes animales, si bien définie, si bien établie par Aristote, voilà ce qu'on a peine à concevoir !Et pourtant, quand on songe que depuis bientôt un siècle l'homme de science ne voit que lui dans l'univers, qu'il n'étudie les phénomènes qu'en tant que phénomènes, qu'il proteste ne pas en chercher la cause, qu'il ne veut les voir qu'un à un et les ajuster, pour ainsi dire, chronologiquement les uns après les autres, et que toute notre activité intellectuelle semble n'avoir eu d'autre but que de s'anéantir devant ce que l'on nomme des faits, l'étonnement cesse : cependant, les faits n'ont de valeur réelle, ne deviennent propres à servir à l'édifice de la science qu'autant qu'ils ont été pesés, scrutés par notre intelligence. Il n'est donc pas vrai, comme on l'a si souvent répété, que toute la science soit dans les faits : nous disons, au contraire, LA SCIENCE N'EST POINT DANS LES FAITS, MAIS DANS L'ESPRIT QUI LES CONTEMPLE. Cette proposition se trouve démontrée par la preuve que nous avons donnée que l'intelligence obéit à des lois.

L'activité intellectuelle est le premier de tous les faits, il domine tous les autres, il leur sert de mesure, le plus intelligent de tous les animaux est par cela même le plus puissant et le premier des animaux, et le second rang appartient à celui dont l'intelligence et la puissance n'offrent que quelques degrés de moins que le premier. Mais nous savons que l'organe de cette puissance intellectuelle et des facultés instinctives est l'encéphale ou le cerveau ; et que partout où se trouve un cerveau, il y a une tête et des organes des sens, ou des organes spécialement destinés à transmettre à l'âme l'influence du monde extérieur : tels sont les yeux, les oreilles, le nez et le goût (le toucher est le sens général) qui se rencontrent ensemble ou séparément dans tous les animaux qui ont un cerveau et par conséquent une tête, tandis que les animaux qui n'ont pas de cerveau n'ont ni tête ni sens spéciaux. On peut donc, d'après ces

seules considérations, diviser les animaux en ANIMAUX CÉPHALÉS et
en ANIMAUX ACÉPHALÉS.

La première division renferme tous les animaux à formes symétriques ou que l'on peut diviser en deux parties semblables ; la
seconde, les animaux dont la forme n'est pas toujours symé-
trique. Les premiers pourraient se nommer *Homozoa;* les seconds,
Heteromorphozoa.

Les animaux Homozoaires ou symétriques, considérés par rapport aux différences de développement et de forme que présente la
partie centrale de leur système nerveux, se divisent en animaux
dont l'encéphale et sa continuation, la moelle épinière, sont contenus dans une série d'anneaux osseux, nommés vertèbres, et en
animaux dont les parties centrales du système nerveux n'offrent
d'enveloppe particulière que pour la région céphalique. Le corps
de ces derniers offre cependant aussi un certain nombre d'anneaux
plus ou moins solides; mais, au lieu de n'envelopper que la partie
centrale du système nerveux, ils enveloppent tout le tronc de
l'animal qui se trouve ainsi formé d'un certain nombre d'articles
ou d'anneaux. — On donne le nom d'ANIMAUX VERTÉBRÉS à la première division des céphalés, et celui d'ANIMAUX ARTICULÉS à la seconde.

Une troisième division des *céphalés* présente un cerveau formé
de deux masses gangliformes : l'une d'elles est supérieure et fournit
les nerfs des sens; l'autre est située au-dessous de l'œsophage; elles
communiquent par leurs extrémités latérales, de manière à former
un anneau aplati : telle est la forme de la partie centrale du système nerveux des céphalopodes et des gastéropodes. Le ganglion
supérieur est en rapport avec les sens spéciaux et l'appareil loco-

moteur; l'inférieur avec les organes des fonctions de nutrition et de reproduction.

Les acéphalés symétriques et hétéromorphes, dont le système nerveux a pu être étudié, présentent, pour partie centrale de ce système, un ganglion annulaire qui entoure l'orifice buccal : c'est vers cet anneau que convergent la plupart des filets nerveux du corps de l'animal. Enfin, dans les animaux les plus inférieurs, on ne trouve plus que quelques ganglions dont la distribution et les connexions sont encore loin d'être bien connues.

En résumé, quatre formes principales des parties centrales du système nerveux :

1º Un encéphale ou cerveau, se continuant avec un cordon rachidien; l'un et l'autre situés au-dessus du tube digestif et contenus dans un canal osseux formé d'un nombre variable de vertèbres, (ANIMAUX VERTÉBRÉS);

2º Un encéphale situé au-dessus de la partie antérieure du tube digestif, contenu dans une cavité formée de substance cornée, et se continuant en arrière, avec deux faisceaux nerveux qui embrassent l'œsophage, au-dessous duquel ils se réunissent pour former un ganglion : ce ganglion se continue en arrière, avec deux cordons latéraux situés au-dessous des organes des fonctions de nutrition et de reproduction. Ces cordons nerveux se réunissent souvent, plusieurs fois, dans leur trajet, et l'on voit un renflement gangliforme coïncider avec chaque point de contact. Quelquefois ces deux cordons sont réunis dans toute leur étendue, et ressemblent alors au cordon rachidien dont ils ne diffèrent que par leur position à l'égard de l'intestin, (ANIMAUX ARTICULÉS).

3º La troisième forme de la partie centrale du système nerveux est celle d'un anneau; mais cet anneau se présente sous des formes différentes suivant qu'on l'étudie dans les *Céphalopodes* et les *Acéphalés symétriques* :

a. Dans les CÉPHALOPODES et les GASTÉROPODES, on trouve un encéphale composé de deux ganglions réunis latéralement ; le ganglion supérieur fournit des nerfs bien évidemment destinés aux organes de la vie de relation, tandis que l'inférieur, plus ou moins analogue au ganglion des animaux articulés, et peut-être à la glande pituitaire ou *ganglion céphalique* des vertébrés, se trouve principalement en rapport avec les organes de la vie végétative.

b. Dans les ACÉPHALÉS SYMÉTRIQUES, on ne trouve plus qu'un anneau buccal ou *stomatique*, offrant ou non plusieurs renflements.

Les animaux qui possèdent la première de ces formes sont les seuls qui nous obéissent, qui soient éducables et dont les actes nous paraissent souvent libres; on pourrait donc les nommer animaux intelligents ou PHRÉNOZOAIRES. Les animaux articulés, les céphalopodes et les gastéropodes, sauf un très petit nombre d'exceptions, semblent mûs par la nécessité de se conserver eux-mêmes et leur espèce; nous pouvons les nommer ANIMAUX INSTINCTIFS. La troisième forme du système nerveux étant assez analogue au système nerveux végétatif des animaux supérieurs, et n'étant par conséquent capable que de la production des phénomènes dus à l'action réfléchie du système nerveux ou végétatif; les animaux qui ne sont doués que de cette dernière forme, pourront recevoir le nom d'animaux végétatifs ou de ZOOPHYTES comme on les nomme depuis si long-temps.

Les animaux vertébrés nous présentent encore des différences bien tranchées, quand on compare l'encéphale du chien ou du chat à celui d'un oiseau; mais il n'en serait plus ainsi, si nous mettions d'un côté le cerveau d'un lapin, d'un écureuil, d'un hérisson, et de la plupart des insectivores, et de l'autre, celui d'un perroquet, d'un aigle ou d'une autruche : il serait plus facile de trouver des caractères différentiels entre le cerveau de l'oiseau et celui des reptiles, ou bien entre le cerveau des reptiles et celui des poissons. Mais, pour qu'un caractère différentiel soit bon, il faut qu'il convienne exclusivement à tous les individus de la classe à laquelle il sert de caractère. Or, par cela seul que les hémisphères antérieurs des rongeurs et des insectivores ressemblent beaucoup à ceux des oiseaux, les circonvolutions, ou le développement plus ou moins considérable de la *coque* encéphalique, ne suffisent plus pour distinguer les mammifères des autres vertébrés.

La vie de relation a pour organes l'encéphale, les organes des sens et l'appareil locomoteur : voyons si, en prenant l'homme pour type, et en comparant successivement les organes des sens et du mouvement volontaire, nous pourrons trouver des caractères généraux propres aux différentes classes de vertébrés.

L'homme se distingue du reste des vertébrés par le développement de l'organe de son intelligence ; dans aucun animal, la partie postérieure des hémisphères cérébraux ne recouvre le cervelet, ce qui a lieu pour l'homme. Il n'y a que trois sens qui contribuent au développement de l'intelligence : la vue, l'ouïe et le toucher ; l'odorat et le goût sont des sens instinctifs ou qui appartiennent presque exclusivement à la vie organique ; chez l'homme civilisé seulement, ces deux sens sont plus ou moins dominés par l'intelligence. Or, plus l'organe intellectuel, ou *la coque encéphalique*, est développé, plus les sens intellectuels le sont ; et plus les sens intellectuels sont développés, moins les organes de l'odorat et du goût occupent de la place dans la face : il résulte de ces rapports réciproques et constants que dans l'homme seul les organes du goût et de l'odorat sont situés au-dessous de la partie antérieure du crâne, et qu'à mesure que ces organes acquièrent un développement de plus en plus considérable, le crâne et le front surtout, semble fuir derrière la face. Cette tendance est déjà sensible dans les individus les plus dégradés de l'espèce humaine, très prononcée dans l'orang et le chimpansée ; et, dans les insectivores, les fourmilliers et les ornithodelphes, le crâne est complétement derrière la face et le front a disparu. Ainsi, le volume de l'organe de la pensée sépare déjà l'homme du reste des animaux. Si cela ne suffisait pas, nous trouverions de suite, dans la manifestation de cette pensée, dans la parole, un caractère qui n'appartient qu'à l'homme. Nous avons déjà dit que les cris des animaux ne sont que des signes de sensations et de passions et ne doivent pas être confondus avec la parole. Ajoutons que l'absence de poils sur la plus grande partie de la surface du corps de l'homme lui donne un toucher beaucoup plus étendu qu'aux autres animaux ; enfin, l'homme seul se tient naturellement dans une situation verticale.

Les animaux qui ressemblent le plus à l'homme par leur forme sont aussi ceux qui en approchent le plus par leur activité intellectuelle, par le développement de leurs hémisphères cérébraux, et ils ont le même nombre de sens. Mais leur corps est à peu près complètement couvert de poils et, sauf un petit nombre de singes, les organes destinés aux sensations de résistance, d'étendue, de température et de conformation, ou les organes du toucher, sont recouverts d'une peau calleuse ou d'une substance cornée. Leur attitude normale est horizontale, et par conséquent leurs membres antérieurs sont des organes de progression et ne sont jamais exclusivement destinés à la préhension, comme cela a lieu pour l'espèce humaine : il y a donc une classe d'animaux qui ressemblent beaucoup à l'homme par leur forme générale, et surtout par le nombre et les rapports anatomiques des différentes parties de leurs corps, ne pourrait-on pas les nommer ANIMAUX ANTHROPOMORPHES au lieu de MAMMIFÈRES? M. de Blainville qui s'est bien aperçu qu'il n'est pas nécessaire de descendre jusqu'aux mamelles pour distinguer les animaux qui en sont pourvus des autres classes vertébrées, les a nommés *pilifères*. Mais on peut objecter à notre savant maître, que les cétacés et plusieurs édentés, tels que les tatous, les oryctéropes et les pangolins sont dépourvus de poils : il est vrai que Cuvier donnait le nom de mammifères à des animaux auxquels il n'accordait pas de mamelles (1) ; mais une erreur n'en autorise pas une autre, lors même que l'exemple a été donné par un grand homme. Ce n'est que récemment que M. Owen, ayant eu l'occasion de disséquer une femelle d'ornithorhynque dont les mamelles étaient rendues évidentes par leur état de turgescence, a prouvé que les monotrèmes de Cuvier méritent véritablement l'épithète de mammifères.

En supposant la structure des animaux aussi bien connue des zoologistes que celles des plantes l'est des phytologistes, les animaux *anthropomorphes* se séparent suffisamment des autres vertébrés par le développement des parties centrales de leur système nerveux : cependant, comme les rongeurs, les insectivores et les édentés (2) ne diffèrent que peu des oiseaux par le développement de leur coque encéphalique, ce qui ne pourrait nous embarrasser, et comme la même ressemblance est bien près d'exister entre eux et

(1) V. *Anat. comparée.* Paris, 1805. T. 5, p. 155. = Le *Règne animal.* Paris. 1829. T. 4, p. 234.

(2) En n'y comprenant point les cétacés.

les tortues et plusieurs sauriens dont la peau écailleuse ou couverte de plaques les rapproche des édentés que nous avons déjà nommés, on est obligé, si l'on ne veut descendre aux caractères fournis par les organes de la génération, de prendre en considération le développement et les rapports de la portion la plus connue du système nerveux végétatif. Dans les animaux *anthropomorphes*, la portion cervicale du système nerveux végétatif présente au moins deux ganglions; et le supérieur se continue avec l'inférieur par un ou plusieurs filets nerveux qui accompagnent le pneumogastrique, la carotide et la veine jugulaire interne. Dans les autres vertébrés, les filets qui établissent la même connexion sont situés sur les parties latérales des vertèbres cervicales, dans un canal analogue au canal vertébral des *anthropomorphes*. Ainsi, la classe des *anthropomorphes* se distinguerait suffisamment des autres classes de vertébrés par le développement plus considérable de leur coque encéphalique, et exclusivement par la situation et les connexions de la portion cervicale de son système nerveux végétatif. Comme caractères du second et troisième ordre, on peut ajouter qu'ils ont cinq organes des sens, moins les *cétacés* auxquels les nerfs olfactifs manquent, et qu'ils marchent à quatre, moins encore les phoques et les cétacés dont les membres sont disposés pour le nager, et les cheiroptères où ils sont disposés pour le vol.

Il y a des animaux dont la *coque* encéphalique est réduite à un mince feuillet et dont les hémisphères cérébraux sont presque exclusivement formés par les corps striés, ils ont deux ganglions cervicaux; le supérieur se continue avec l'inférieur au moyen d'un filet situé sur les parties latérales des vertèbres cervicales; ils ont cinq organes des sens; mais ils manquent de pavillon auditif, ou cet organe est remplacé par un cercle de plumes; leur tympan ne contient plus que deux osselets, souvent en grande partie fibro-cartila-gineux; leur corps, sauf leurs tarses, les doigts de leurs pieds et la portion de leur tête qui renferme les organes de l'odorat et du goût, est couvert de plumes; leurs membres antérieurs sont dis-posés pour le vol et ils marchent sur les doigts de leurs pieds : ce sont les OISEAUX ou Pennifères de M. Blainville.

Une troisième classe de vertébrés présente un cerveau peu diffé-rent de celui des oiseaux, bien qu'en général, leur coque encépha-lique soit encore plus mince que celle des oiseaux ; chez la plupart, le ganglion cervical supérieur se confond avec une masse ganglion-naire dans laquelle pénètrent des filets du glosso-pharyngien, du pneumo-gastrique et l'hypoglosse. Comme dans les oiseaux, on trouve, sur les faces latérales des vertèbres cervicales des croco-diles, des tortues, et des 5 ou 7 premières vertèbres des ophidiens, un filet qui est en rapport avec chacun des ganglions spinaux de cette région et qui fournit des nerfs aux vaisseaux voisins ; tous les animaux de cette classe ont le même nombre d'organes des sens que les *anthropomorphes* et les oiseaux; leur tympan est encore plus simple que celui de ces derniers , leur peau est couverte d'écailles, de plaques cornées ou nues, ils marchent à quatre ou sont apo-des, tels sont les caractères de la classe des reptiles.

La dernière classes des animaux vertébrés vit constamment dans l'eau : cette seule circonstance entraîne d'assez grandes modifica-tions, dans leur appareil locomoteur surtout, pour qu'il soit facile de séparer les POISSONS des autres vertébrés. Ils ont cinq organes des sens, ils n'ont point de région cervicale, leur peau est recou-verte de squammes, les membres sont remplacés par des nageoires dont la disposition ne permet, dans aucun cas, de confondre les poissons avec les cétacés.

Notre but n'est point de donner ici une nouvelle classification des animaux ; nous avons voulu seulement faire voir quels sont les rapports qui existent entre les modifications des centres de l'activité animale et une classification naturelle : nous avons aussi voulu démontrer, et nous croyons l'avoir fait, que la zoologie trouve dans le développement de l'activité animale, soit intellectuelle, soit instinctive, le principe de la subordination de tous les actes qui résultent de cette activité, et par conséquent, de l'ensemble des caractères zoologiques. En effet, en partant de ce principe, les caractères zoologiques se trouvent rationnellement divisés en trois classes ; à chacune desquels correspond une fonction et les organes qui lui sont propres. Ainsi l'*animation* ou la vie de relation est certainement la fonction au moyen de laquelle l'animal réagit le plus puissamment sur le monde extérieur : c'est donc la fonction la plus élevée, et par conséquent celle qui fournit les caractères de la première classe. Après l'*animation*, vient la *nutrition*, qui, par les modifications des organes au moyen desquels elle s'accomplit, fournit les caractères de la seconde classe ; et enfin, la génération nous donne les caractères de la troisième classe. La génération se trouve ici à sa place ; car elle est toujours subordonnée à la nutrition, et c'est peut-être la moins animale de toutes les fonctions. Chacune de ces classes comprend un certain nombre d'ordres de caractères qui se trouvent naturellement subordonnées entre eux, suivant le rapport plus ou moins direct que les organes qui les fournissent, ont avec les centres d'activité ou avec la fonction dont ils dépendent. En voici le tableau :

Tableau de la subordination des caractères zoologiques, d'après la
subordination des fonctions et des organes.

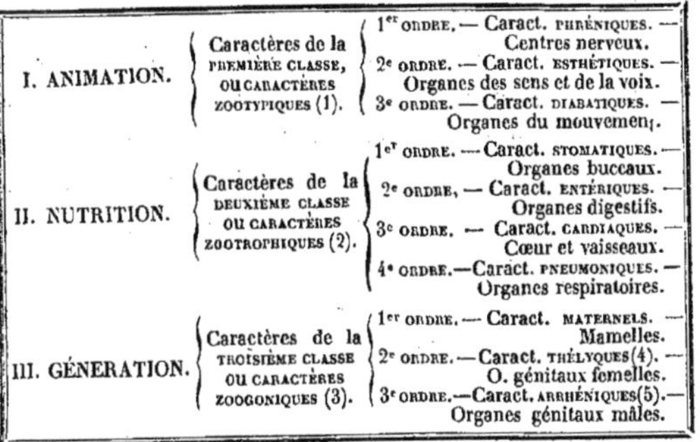

I. ANIMATION.	Caractères de la PREMIÈRE CLASSE, OU CARACTÈRES ZOOTYPIQUES (1).	1er ORDRE. — Caract. PHRÉNIQUES. — Centres nerveux. 2e ORDRE. — Caract. ESTHÉTIQUES. — Organes des sens et de la voix. 3e ORDRE. — Caract. DIABATIQUES. — Organes du mouvement.
II. NUTRITION.	Caractères de la DEUXIÈME CLASSE OU CARACTÈRES ZOOTROPHIQUES (2).	1er ORDRE. — Caract. STOMATIQUES. — Organes buccaux. 2e ORDRE, — Caract. ENTÉRIQUES. — Organes digestifs. 3e ORDRE. — Caract. CARDIAQUES. — Cœur et vaisseaux. 4e ORDRE. — Caract. PNEUMONIQUES. — Organes respiratoires.
III. GÉNÉRATION.	Caractères de la TROISIÈME CLASSE OU CARACTÈRES ZOOGONIQUES (3).	1er ORDRE. — Caract. MATERNELS. — Mamelles. 2e ORDRE. — Caract. THÉLYQUES (4). — O. génitaux femelles. 3e ORDRE. — Caract. ARRHÉNIQUES (5). — Organes génitaux mâles.

On voit donc qu'en ne considérant que les modifications que les
parties centrales du système nerveux présentent dans leur développement relatif, leurs formes et leurs connexions, les animaux se
trouvent déjà divisés en *vertébrés*, en *articulés*, en acéphalés homozoaires et en *héteromorphes* ou zoophytes; et qu'en comparant
les organes qui fournissent les caractères du deuxième et du troisième ordre de la première classe, ou les organes qui nous fournissent les caractères *esthétiques* et *diabatiques*, les vertébrés se divisent naturellement en anthropomorphes, en oiseaux, en reptiles et

(1) Ζωοτύπος ce qui exprime la forme de l'animal. (2) Ζωοτροφικός appartenant
à la nutrition, ce qui nourrit. (3) Ζωογονικός qui appartient à la génération
animale (4) Θηλυκός, féminin. (5) Ἀρρενικός, masculin.

en poissons. Cela ne veut pas dire qu'il soit inutile de comparer ces diverses classes sous d'autres rapports ; mais en principe, il paraît logique de n'avoir recours aux caractères de la seconde classe que quand ceux de la première sont insuffisants, etc.

Mais pour qu'il soit vrai que LE PRINCIPE DE L'ACTIVITÉ ANIMALE DOMINE TOUTE LA ZOOLOGIE, IL FAUT QU'IL SOIT VRAI QUE LA FONCTION DOMINE LA FORME ET LE DÉVELOPPEMENT DE L'ORGANE. Ces deux principes admis, la subordination des fonctions et des différentes classes de caractères zoologiques qu'elles fournissent, celles des divers ordres de caractères de chacune de ces classes et des organes s'en déduisent logiquement, et la zoologie devient une science où la déduction est permise.

22

EXPLICATION DES PLANCHES.

━━━◆◗●◖◆━━━

PLANCHE I.

1. Ganglion céphalique ou glande pituitaire.
2. Pédicule du ganglion céphalique.
3. Faisceaux nerveux au moyen desquels le ganglion céphalique communique avec le plexus caverneux et le ganglion cervical supérieur, etc.
4. Nerf vidien inférieur, ou principal filet de communication entre le ganglion céphalique et le ganglion cervical supérieur.
5. Troisième paire; 5', deux filets qui se rendent à un petit ganglion qui se trouve sur la face interne de la petite racine du nerf maxillaire inférieur.
6. Sixième paire.
7. Ganglion sur la face interne de la première branche de la cinquième paire.
8. Ganglion caverneux.
9. Quatrième paire.
10. Septième paire.
12-12. Connexions entre la septième et la huitième paire.
13. Nerf pétreux superficiel, dont un filet se rend au nerf auditif; le reste forme un plexus ganglionnaire avec le facial.
14. Plexus caverneux.

PLANCHE II.

TÊTE D'AIGLE (*Aquila fusca*).

A. Mandibule ou maxillaire inférieur.
B. Branche de l'os hyoïde.
C. Corps de l'hyoïde.
D. Son extrémité supérieure tronquée.

a. Muscle temporal.
b. Muscle digastrique.
c. — stylo-hyoïdien.
d. — géni-hyoïdien.
e. — stylo-glosse.
f. — kérato-glosse.
g. — mylo-hyoïdien.
h. i. k. M. sterno-mastoïdien et peaucier.
l. — sterno-hyoïdien.
m. — sterno-trachéal.
n. n. Œsophage.
o. Orifice du conduit auditif externe.
o. Carotide primitive.
p. Carotide externe.
q. Carotide interne.

1. Nerf pneumo-gastrique.
2. — hypoglosse.
3. Glosso-pharyngien.
4. Nerf fourni par le glosso-pharyngien et l'hypoglosse au muscle
    sterno-trachéal.
6. Nerf lingual.
7. Rameau pharyngien.

PLANCHE III.

Fig. 1. PORTION DE LA TÊTE D'AIGLE GROSSIE TROIS FOIS,
AFIN DE FAIRE VOIR LES CONNEXIONS QUI EXISTENT ENTRE
LE SYSTÈME NERVEUX DE LA VIE ANIMALE ET CELUI DE
LA VIE ORGANIQUE.

A. Membrane choroïde dont l'artère est injectée. On voit que la
sclérotique est formée de deux couches dont la texture est
différente. L'externe est fibreuse, et est une continuation de
la gaîne du nerf optique; l'interne est véritablement une
substance cornée, d'un brun tirant sur le roux, légèrement
diaphane, élastique, mais se cassant sèchement quand on la
plie trop.

B. Plexus artériel formé par un grand nombre de petites artères
qui naissent des deux principales branches de la carotide externe.

C. Cette dernière artère.

D. Carotide primitive.

E. Moelle épinière.

F. F. Columelle reposant par son extrémité interne sur la membrane qui tapisse la cavité du limaçon. Cette membrane
adhère à la columelle et reçoit de nombreux filets nerveux
qui proviennent du nerf du limaçon. (3)

G. Carotide interne.

1. Ganglion du trifacial.

2. Nerf facial ou septième paire.

3' Racines de la huitième paire.

3. Nerf qui se rend au limaçon. Les autres vont aux canaux semi-
circulaires et au vestibule.

4. Ganglion du nerf glosso-pharyngien qui adhère au ganglion
cervical supérieur. (7)

4'. Glosso-pharyngien.

5. Pneumo-gastrique.

5' Hypoglosse.

6. Accessoire.

7. Ganglion cervical supérieur.

8-8. Nerf vidien, ou connexion entre la cinquième paire, le glosso-
pharyngien et le ganglion cervical supérieur.

9. Corde du tympan. Elle forme, en quittant la columelle, un renflement ganglionnaire d'où naissent plusieurs filets qui se
distribuent à la membrane du tympan et à la muqueuse qui
tapisse cette cavité.

10. Ganglion optique formé par la réunion d'un filet qui naît de—

11. La première branche de la cinquième paire avec la sixième.

12. Nerf maxillaire supérieur auquel s'unit le nerf vidien par
un filet très grêle que nous avons décrit ; ces deux filets
remontent de bas en haut, jusque dans un petit ganglion
dont nous avons décrit la position.

13. Quatrième paire.

14. Sixième paire.

15. Filet du ganglion cervical qui accompagne la carotide primitive et sur le trajet duquel on voit un petit ganglion (15).

16. Nerf provenant du ganglion du glosso-pharyngien ; il passe
sur le facial et la corde du tympan, et va former à peu de
distance un ganglion d'où sortent deux principaux rameaux, l'un desquels s'anastomose avec le nerf vidien,
et l'autre se distribue à la carotide et à ses divisions.

PLANCHE IV.

Fig. 1. TÊTE D'AUTRUCHE VUE PAR DERRIÈRE ET DE CÔTÉ.
(*Grandeur naturelle*).

A. Lobes antérieurs de l'encéphale.

B. Cervelet.

C. Partie postérieure de la moelle allongée.

D. Canaux semi-circulaires.

E. Carotide externe.

F. Branche de la même artère se rendant au globe de l'œil.

G. Orifice du conduit auditif externe.

1. Pneumo-gastrique.

2. Accessoire.

3. Première paire cervicale.

4. Hypoglosse.

4. Filets provenant du

5. Ganglion cervical supérieur qui se rendent au tympan, au renflement ganglionnaire du glosso-pharyngien, et à la surface de la carotide externe et à la deuxième branche de la cinquième paire.

6. Glosso-pharyngien.

7. Filets carotidiens.

8. Deuxième branche trifaciale.

9. Plexus ganglionnaire résultant de l'union des nerfs organiques avec ceux de la cinquième paire.

9. Ganglion carotidien externe.

Fig. 2. PORTION DE LA TÊTE ET DU COU DU MÊME OISEAU GROSSIE AFIN DE MONTRER LES RAPPORTS QUI EXISTENT ENTRE LA SEPTIÈME PAIRE, LE GLOSSO-PHARYNGIEN ET LE GANGLION CERVICAL SUPÉRIEUR.

A. Moelle épinière.

B. Cervelet.

D. Voûte palatine.

E. E. Veine jugulaire interne.

F. F. F. Carotide interne.

G. Apophyse ptérygoïde.

1. 1. Pneumo-gastrique.

2. Glosso-pharyngien.

3. Nerf allant du pneumo-gastrique à la septième paire.

4. Ganglion cervical supérieur.

5. Accessoire.
6. Septième paire.
7. 7. 7. Nerfs auditifs.
8. — Filet double fourni par le glosso-pharyngien et le ganglion cervical supérieur, qui va s'anastomoser sur la carotide interne.
9. — avec un filet que la septième paire envoie inférieurement dans la cavité du tympan.
10. Plexus carotidien dont le tronc principal communique avec le ganglion céphalique.
11. Branche pharyngienne du pneumo-gastrique qui traversait sur un des côtés de cet oiseau, la veine jugulaire.
12. Cette même branche traversant la cavité de la veine en question (1).

PLANCHE V.

Fig. I. TÊTE DE CAÏMAN (*Crocodilus lucius*).

1. Nerf olfactif.
2. Ganglion du trifacial.
3. Nerf auditif.
4. Nerf facial.
5. Nerf trifacial.
6. Corde du tympan.
7. Nerf vidien.
8. Glosso-pharyngien.
9. Pneumo-gastrique.
10. Ganglion ophthalmique.
11. Nerf maxillaire supérieur.
12. Rameau nasal de la cinquième paire.

(1) Du côté opposé et à la même hauteur de la région cervicale, il y avait peux veines jugulaires, ce qui est la disposition normale. Il est donc probable ue l'anomalie que l'on observe ici, a été causée par la réunion trop prompte de ces deux veines. On trouve dans ce it la preuve que le nerf pneumo-gastrique tait developpé avant la fusion de ces deux vaisseaux.

Fig. 2. PORTION DE TÊTE D'ESTURGEON.

1. Nerf olfactif.
2. Nerf optique.
3. 3. Nerf moteur oculaire commun.
4. Quatrième paire qui qui contribue avec la sixième paire à la formation des ganglions nasal et ophthalmique.
5. Nerf trifacial offrant un ganglion qui communique en arrière, avec la septième paire par deux filets.
6. Sixième paire.
7. Septième paire.
8. 8'. Nerf auditif.
9. 9'. Nerf glosso-pharyngien ?
10. Nerf pneumo-gastrique.
11. Ganglion céphalique supérieur.
12. Nerf vidien.
13 et 14. Ganglions des évents.
15. Filet qui établit une connexion entre la septième paire, le pneumo-gastrique et le système ganglionnaire.
16. Ganglion commun au pneumo-gastrique, au glosso-pharyngien et au sympathique.
17. 17. 17. Branches du nerf pneumo-gastrique et filets du sympathique.
18. Ganglion ophthalmique.
19. Connexion de la cinquième paire avec la première.
20. Rameau ophthalmo-nasal de la cinquième paire.
A. OEil.
B. Portion du labyrinthe.
C. Tubercules quadrijumeaux.
D. Branchies.
E. E'. Artère coupée dont la disposition et les rapports sont analogues à ceux de la carotide externe des oiseaux.

TABLE DES MATIÈRES.

FIN.

ERRATA.

Page 7 ligne 17 au lieu de « parties lisez paires.
» 17 » 19 » « c'est principalement ces dernières sur lesquelles » lisez, c'est principalement sur ces
dernières que.
» 18 » 14 effacez « à l'oreille.
» 28 » 22 » « cereical » lisez cervical.
» 31 » 15 » « il fait aboutir ou naître » l. il fait naître.
» 56 » 8 » « renfle » lisez se renfle.

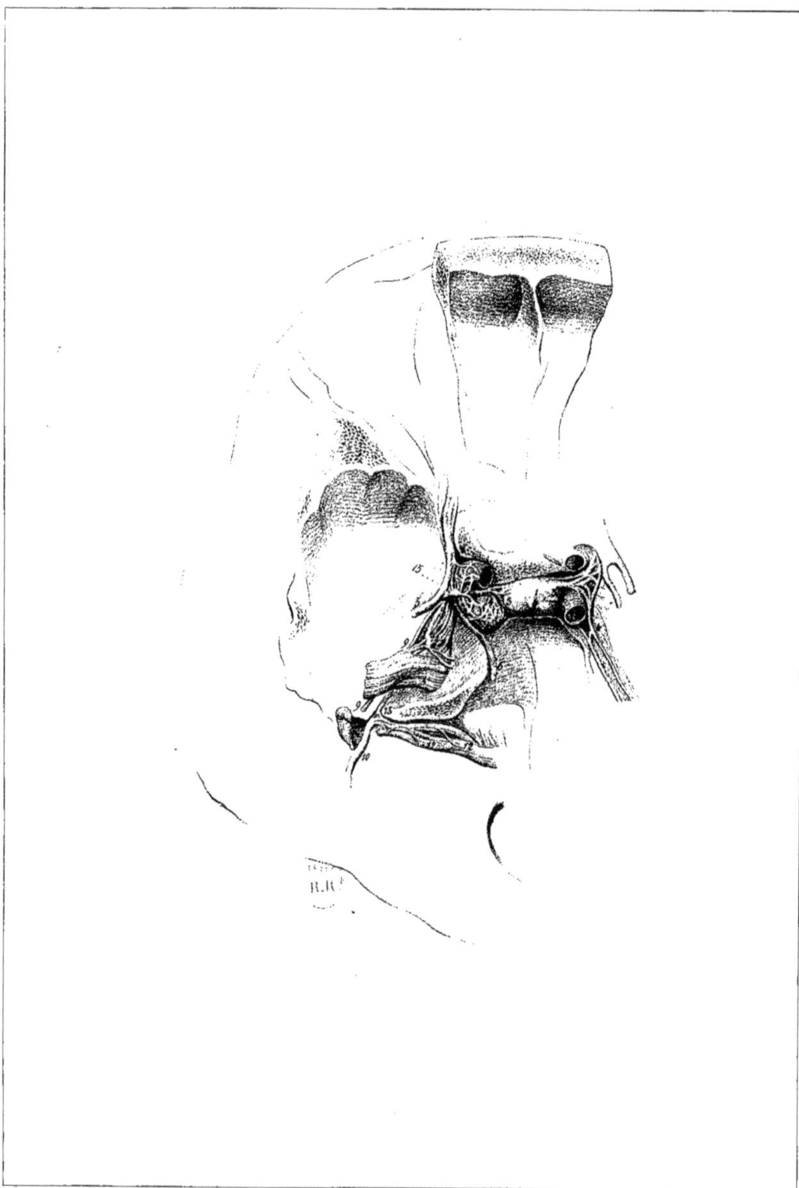

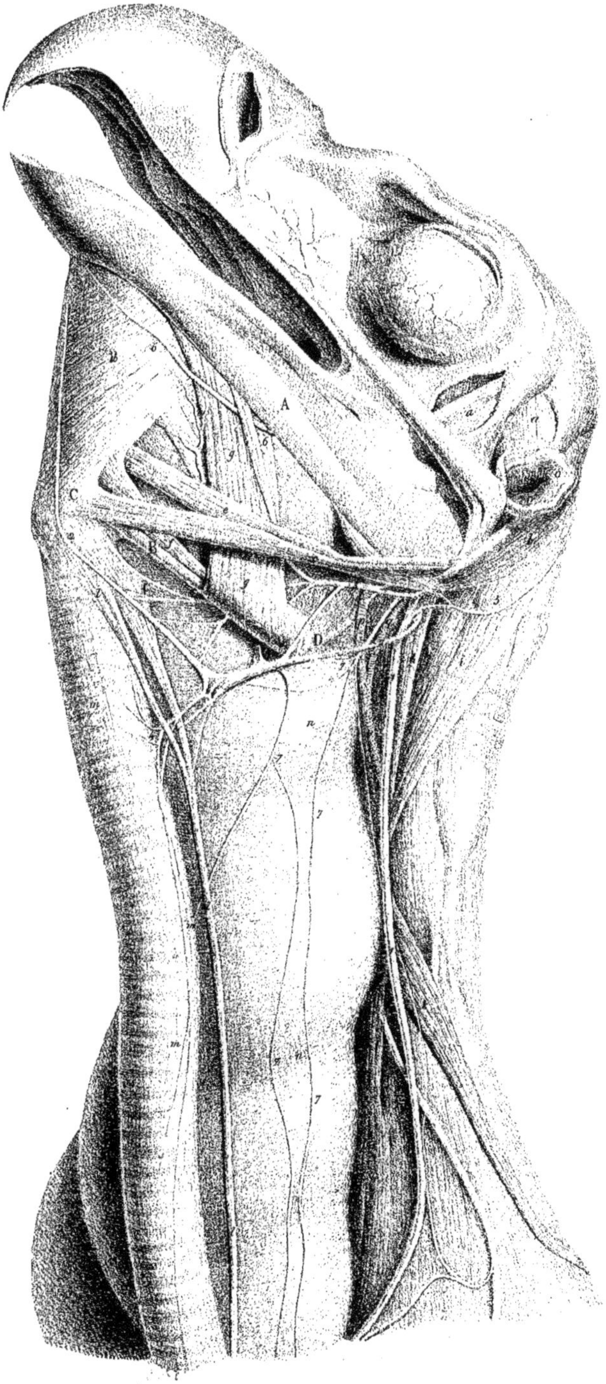

Jacquemart Lith.

Lith. Roger & Cie r. Richer, 7.

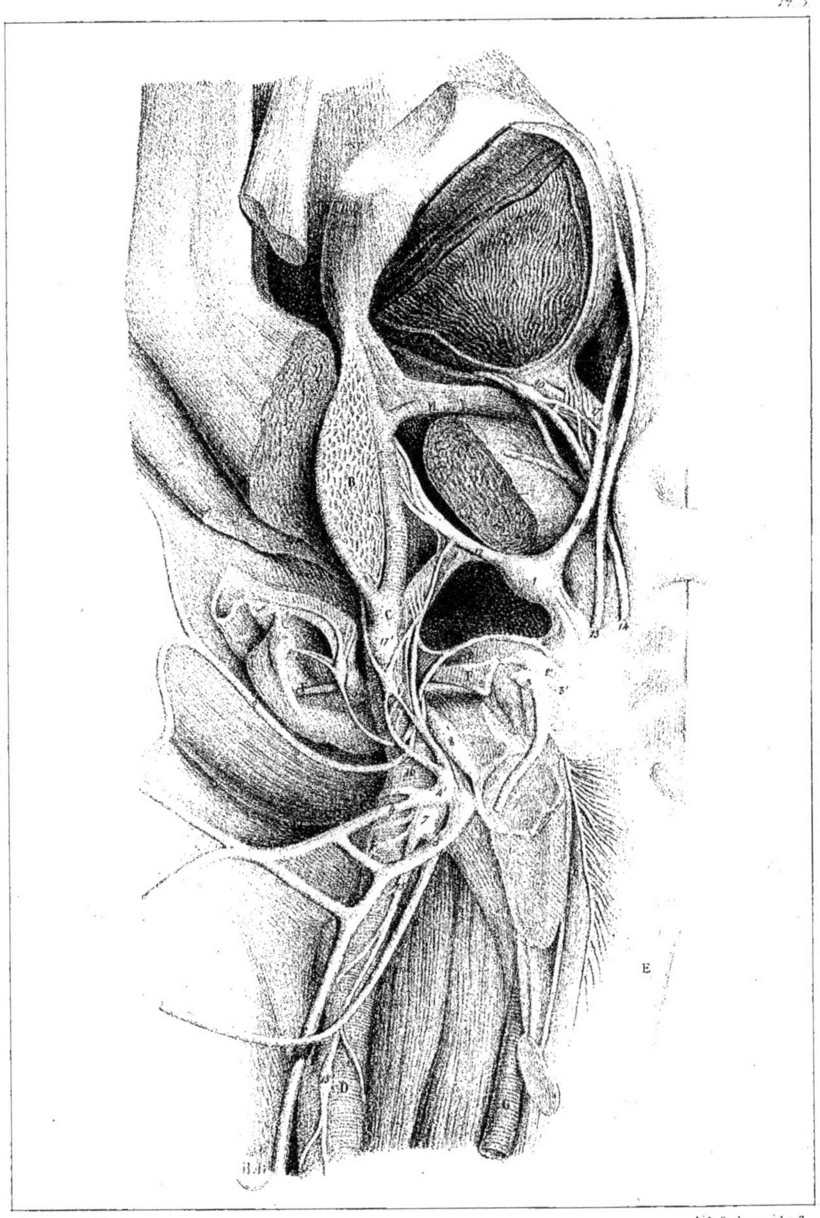

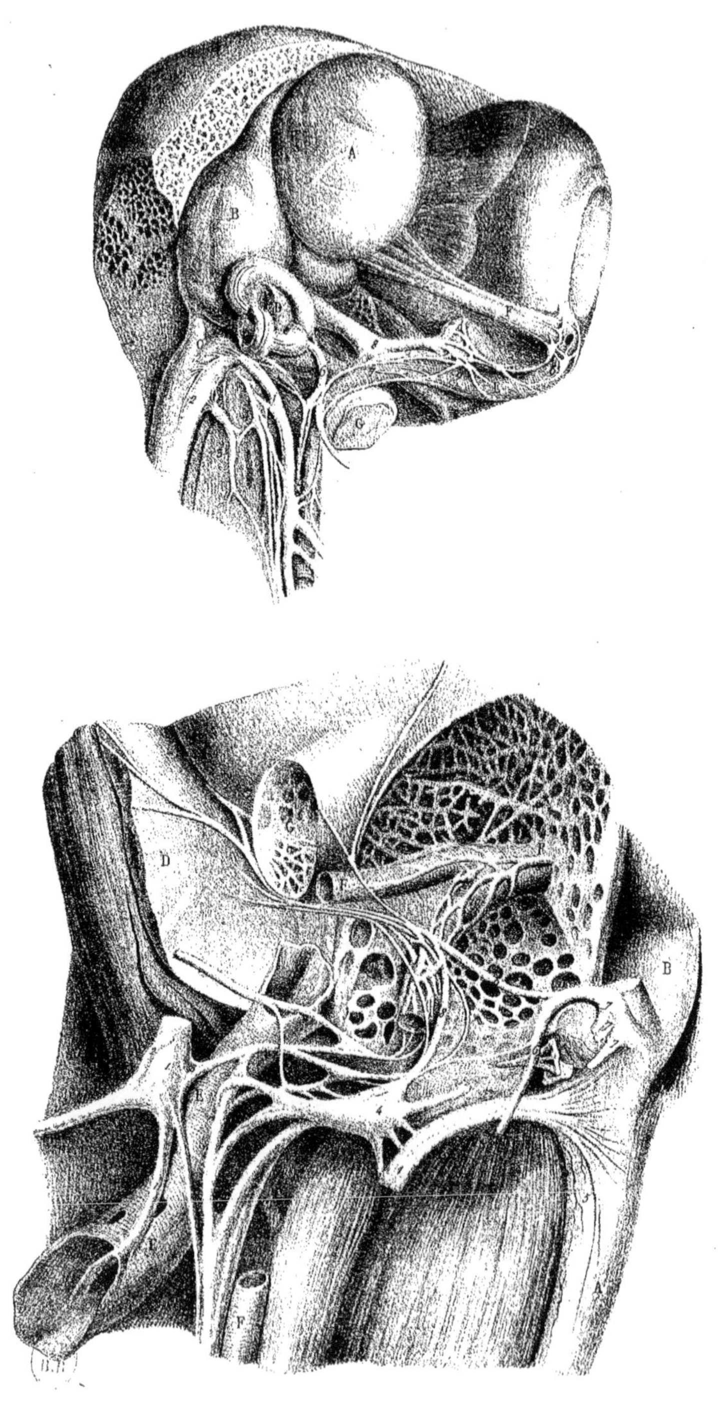

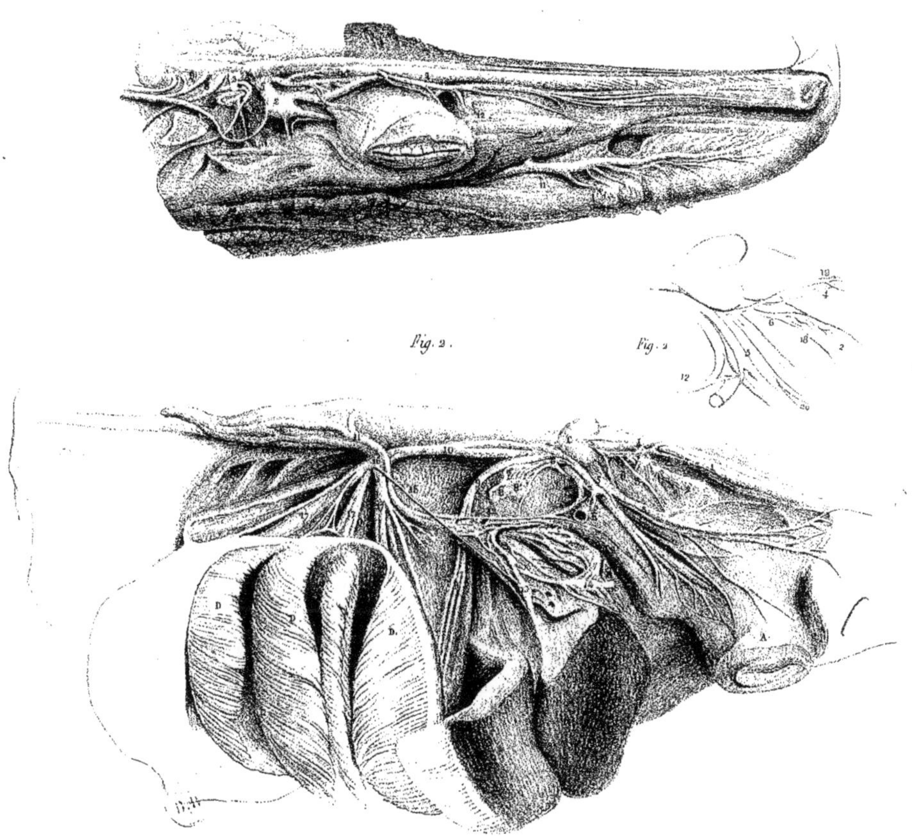

Fig. 1.
Fig. 2.
Fig. 3.

www.ingramcontent.com/pod-product-compliance
Ingram Content Group UK Ltd.
Pitfield, Milton Keynes, MK11 3LW, UK
UKHW021927070726
13614UKWH00001B/292